強化段ボール
で作る
テクノエイド

繁成　剛　　東洋大学ライフデザイン学部

中村詩子　　北九州市立総合療育センター

はじめに

　強化段ボールは重量物の梱包に使う素材ですが、箱状に組めば３ｔ以上の荷重に耐える強度があり、耐水性にも優れた素材です。強化段ボールを使えば姿勢保持具や様々なテクノエイドが短時間でしかも安価にできるのではないか。そのように考えた私たち筆者は1990年より、座位保持のできない重度障害児に対して姿勢保持具や遊具を製作し、多くの子どもたちに提供してきました。また、強化段ボールを使って姿勢保持具や様々なテクノエイドを製作する技術は、講演や講習会などを通じ、全国各地の療育施設のセラピストや特別支援学校の教員に伝えてきました。

　その結果、全国各地の障害児施設や特別支援学校では、現場のニーズに合わせたテクノエイドや教材が強化段ボールを使って作られるようになりました。しかし強化段ボールで製作するテクノエイドの製作マニュアル、図面、写真などは、私たちがこれまで書き溜めた資料しかなく、障害児療育や特別支援教育の関係者から、強化段ボールでテクノエイドを製作するときに参考となる本の出版を望む声が度々あがりました。

　本書を編集するにあたり、まずこれまで私たちが強化段ボールを使ってデザインし製作してきたテクノエイドを、姿勢保持具、訓練具、遊具、家具などに分類し、製品ごとに使用目的、対象者、製作方法を記しました。製作用図面と完成した写真も載せています。材料や道具の購入方法、製作技術、使用する際の注意点など、初心者にも配慮した編集を心がけたつもりです。

　今回の出版を機に、「強化段ボールで作るテクノエイド」の輪がいっそう広がることを願っています。

2018年２月

東洋大学ライフデザイン学部　繁成　剛

北九州市立総合療育センター　中村詩子

強化段ボールで作るテクノエイド●もくじ

はじめに …………………………………………………………………… 3

1章　強化段ボールとは

1. 構造・強度・耐久性について ………………………………………… 8
2. 強化段ボールの加工方法 ……………………………………………… 9
　（1）加工に使う工具 …………………………………………………… 9
　　　1）カッターナイフ　2）電動ナイフカッター　3）電動糸鋸　4）ジグソー
　　　5）定規　6）カッティングマット　7）ドライバー　8）押しピン
　（2）切り方 ……………………………………………………………… 11
　（3）組み方 ……………………………………………………………… 12
　（4）曲げ方 ……………………………………………………………… 12
　（5）フルートの方向 …………………………………………………… 13
　（6）強化段ボール入手先 ……………………………………………… 14

2章　強化段ボールで作るテクノエイド

1. 姿勢保持具 ……………………………………………………………… 18
　（1）幼児用椅子（ボックスチェア）………………………………… 18
　（2）リラックスチェア ………………………………………………… 20
　（3）トライチェア ……………………………………………………… 22
　（4）ライダーチェア …………………………………………………… 24
　（5）ポチロール ………………………………………………………… 26
　（6）座椅子 ……………………………………………………………… 28
　（7）高齢者用椅子 ……………………………………………………… 30
　（8）立位保持具（プロンボード）…………………………………… 32
　（9）腹臥位保持具（四つ這い保持具）……………………………… 34
　（10）側臥位保持具 …………………………………………………… 36

2. 学習支援用具 …………………………………………………………… 38
　（1）カットアウトテーブル …………………………………………… 38
　（2）書見台 ……………………………………………………………… 40

3. 自助具 …………………………………………………………………… 42
　（1）補高テーブル ……………………………………………………… 42
　（2）移乗用踏み台 ……………………………………………………… 44

4. 訓練具 …………………………………………………………………… 46
　（1）バランスボード（小）…………………………………………… 46

（2）バランスボード（大） ……………………………………………… 48

（3）バランスボード（全方向型） ………………………………………… 50

（4）三角板（ウエッジ） ………………………………………………… 52

（5）クローラー ……………………………………………………… 54

5. 遊具 ……………………………………………………………… 56

（1）滑り台 …………………………………………………………… 56

（2）揺りかご ………………………………………………………… 58

（3）トンネル ………………………………………………………… 60

（4）シーソー ………………………………………………………… 62

（5）カヌー …………………………………………………………… 64

（6）クーゲルバーン（ビー玉転がし） ……………………………… 66

（7）プレイハウス …………………………………………………… 68

（8）ボッチャランプ ………………………………………………… 70

6. 家具 ……………………………………………………………… 72

（1）学習机 …………………………………………………………… 72

（2）多目的ボックス ………………………………………………… 74

（3）整理棚 …………………………………………………………… 76

（4）オムツ交換台 …………………………………………………… 78

（5）ポータブルトイレ ……………………………………………… 80

（6）パーティション ………………………………………………… 82

（7）座卓（だんて） ………………………………………………… 84

（8）座椅子（だんちぇ） …………………………………………… 86

3章　社会的活動での活用

1. 被災地支援 ……………………………………………………… 90

（1）東日本大震災 …………………………………………………… 90

（2）熊本地震 ………………………………………………………… 91

2. タイでの拡がり ………………………………………………… 93

（1）アジア姿勢保持プロジェクトについて ……………………… 93

（2）セミナーの内容 ………………………………………………… 93

おわりに ……………………………………………………………… 95

1章
強化段ボールとは

1. 構造・強度・耐久性について

　段ボール（corrugated cardboard）は、19世紀にイギリスでシルクハットの内側で汗を吸収する素材として紙を使って開発されたものですが、梱包材としてはアメリカ合衆国においてガラス製品の運搬に使われたことが起源とされています。日本では井上貞二郎が1920年に段ボール箱の量産化に成功したことが始まりで、段ボールという名称も井上のネーミングです。

　段ボールは波板（フルート）構造の中芯の表裏を厚紙（ライナー）で挟んで接着しています。一般的な段ボールはフルートの厚みによってＡフルート（5mm厚）、Ｂフルート（3mm厚）、Ｅ（E/F 1.8mm厚）、Ｇ（G/F 0.9mm厚）フルートがあり、2段に重ねたものはＡＢフルート、またはＷフルートと呼んでいます。強化段ボールはフルートを3段に重ねたＡＡＡフルート（トライウォール、3層強化段ボール）と2段に重ねたＡＡフルート（バイウォール、2層強化段ボール）があります（図1）。前者の厚さは約15mm、後者の厚さは約10mmです。

　強化段ボールは木箱に変わる重要物の梱包材として、1952年にアメリカで開発され、1954年に米国政府の鉄道規格とトラック規格に認定されました。2層または3層のフルート構造の表裏に耐水性のあるロングファイバーライナーを貼ることにより、通常の段ボールの10倍以上の耐圧強度と耐久性、耐水性があります（図2）。1ｍ×1ｍ×1.5ｍの箱状に組んだ構造の垂直圧縮耐荷重は3700kgf（3.7ｔ）という試験結果が出ています(図3)。

　アメリカのトライウォール社とライセンス製造しているトライウォールジャパンや横谷紙器製作所などの製品は「トライウォール　Tri-Wall」、王子インターパック社の製品は「ハイプルエース HIPLE ACE」という商品名で市場に流通しています。国内では1974年から強化段ボールの本格的な生産が始まりました。

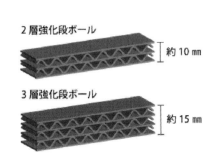

図1　強化段ボールの種類

出所：コムパックシステム株式会社ＨＰ

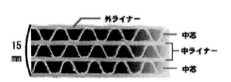

図2　強化段ボールの構造

出所：トライウォールジャパン株式会社ＨＰ

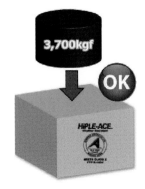

図3　圧縮耐荷重

出所：コムパックシステム株式会社ＨＰ

2. 強化段ボールの加工方法

（1）加工に使う工具

1）カッターナイフ

強化段ボールは表面のライナーが硬く、厚みが10mmまたは15mmと厚いため、小型のカッターナイフでは力が入らず、容易に切れません。そのためノブボルトなどで確実に刃先をロックできる大型のカッターナイフ（図4）を使うと安全に切断作業ができます。特にイの字型グリップのカッターナイフ（オルファLL型、図5）は軽い力でも切りやすいので、力の弱い女性でも使いやすいでしょう。丸い円を切り抜く時には、円切りカッター（図6）を使うと、直径が7cmから30cmの円を切ることができます。強化段ボールは厚いので、表裏両面から少しずつ切り足していくと、きれいな円に切り取れます。

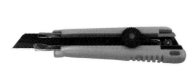
図4　大型カッターナイフ

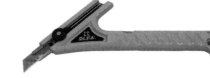
図5　LL型

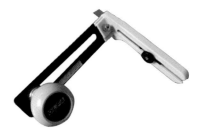
図6　円切りカッター

2）電動ナイフカッター

強化段ボールを大量に切るのは大変疲れます。また曲線をカッターナイフできれいに切るのは高度な技術が必要です。電動ナイフカッターがあれば力を使わずに、きれいな直線や曲線を切ることが可能です。コード付き（図7）とコードレス（図8）があります。使いやすいのはコードレスですが、コード付き（2万円前後）よりも高価（4万円前後）で、大量に切るときはバッテーリーを何度も充電しなければなりません。

カッターナイフの刃先の出方を調整すれば2層カットや3層カットも簡単にできます。また、刃先を交換すれば、石膏ボードや薄い合板を切ることもできます。

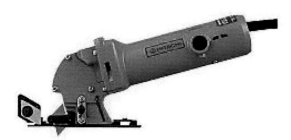
図7　電動ナイフカッター
出所：株式会社ミスミHP

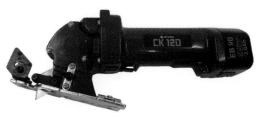
図8　コードレスナイフカッター

3）電動糸鋸

　小さなアールや複雑な曲線を切り抜くのは電動糸鋸（図9）が適しています。ただし糸鋸の懐（ふところ）が浅い卓上タイプだと、400mm角以下の部材しか回しながら切ることはできません。24山以上の細かな仕上げ用の鋸刃を使うと比較的きれいに切り取ることができます。

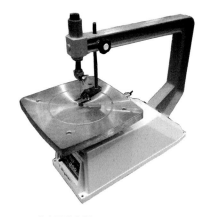
図9　卓上電動糸鋸

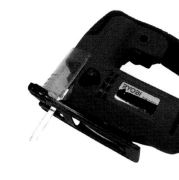
図10　ジグソー

4）ジグソー

　電動ナイフカッターはプロ用の特殊な工具なので、ホームセンターなどでは通常販売していません。一般的に入手しやすい電動のジグソー（図10）を使って曲線をカットすることもできます。ただし木工用や金工用の鋸刃では切断面が荒く、騒音や切り屑も多く出るので注意が必要です。

5）定規

　段ボールに線を引くときと切断するときに使う定規は、長さが600mmから1000mm（図11）の直尺が使いやすいでしょう。曲尺（図12）もあると直角を出すときに便利です。

　アルミ製定規は裏に滑り止めがあると、カッターナイフを当てて直線を切るときに滑り難いのですが、カッターナイフで定規の先端を削り取ることがあります。ステンレス製はカッターナイフで傷つくことはありませんが、切断するときに定規をしっかり抑えないと滑ってずれることがあるので、2本の押しピンで定規の反対側を固定すると良いでしょう。プラスチック製や竹製の定規は段ボールに線を引くときは良いのですが、カッターナイフで切るときに先端を削り取らないように注意する必要があります。

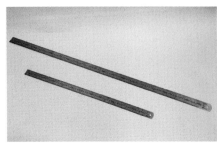
図11　アルミ製直定規

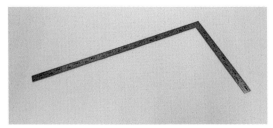
図12　曲尺

6）カッティングマット（図13）

強化段ボールはカッターナイフで上からかなりの力を入れて切るため、必ずカッティングマットか養生板を下に敷きます。市販しているマットでは450mm×600mm以上のサイズが使いやすいのですが、できればＡ１サイズがあると長い直線が切れます。

カッティングマットがなくても、厚さが５ミリ以上の合板か通常の１層段ボールを２枚以上重ねることで下敷きの代用になります。２ｍの強化段ボールを一気に切るときは、床に厚さ９mmの３×６（サブロク910mm×1820mm）合板を敷くと作業がしやすいでしょう。

図13　カッティングマット

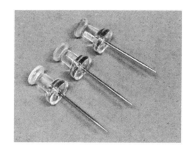

図14　ロングダルマピン

7）ドライバー

２層カットや３層カットでフルート部分を剥ぎ取るときにマイナスドライバーを使うと作業が効率よく行えます。また切断面の鋭いエッジをドライバーのシャフト部分で斜めに押さえながら全体に均すと、エッジをなくして安全に仕上げることができます。

8）押しピン

段ボールに定規を当てて直線を切るときに、定規の反対側の両端近くに２本の押しピンで固定すると、定規を動かないように指で押さえつける必要がなくなり、作業が正確で楽になります。押しピンには針の長いロングダルマピン（図14）が使いやすいでしょう。ホゾ穴を切るときに四隅をダルマピンで垂直に裏面まで突き通しておくと、両面から切り進めるので、早く正確な加工ができます。

（2）切り方

強化段ボールの厚さは２層が約10mm、３層が約15mmと一般の段ボールに比べて分厚く、表面のライナーが非常に硬いので通常の段ボールのように簡単には切れません。まず段ボールの下にカッティングマットを敷きます。１ｍ以上の線を切るには、厚さ５mmから９mmの３×６板（910mm×1820mm）の合板を敷くと切りやすいでしょう。

段ボールの裏側（数字や記号が書いている面）にシャープペンシルで切断する線を引きます。切断線に合わせて定規を置きます。定規の反対側を押しピンで固定するとカッターで切るときにずれません。カッターは刃先を20mmから30mm程度出します。刃先が丸まって切れ味が落ちた刃は刃折器で折って新しい刃を出しておきます。

強化段ボールは厚いので垂直に切るには注意が必要です。定規に沿ってカッターナ

イフの角度が垂直になっているかを確認しながら、上から下に切るようにします。最初から力を入れずにライナーが切れるまで2、3回一気に切りましょう。切った線が開くようにカッティングマットの端から1cmのところに切断線が来るように置くと、切断した面が刃先を挟まないので切りやすくなります。最後のライナーは切り残しがあると表から切りにくいので、裏返して切ると良いでしょう。

（3）組み方

切断した段ボールを組み立てる最も簡単な方法は、接合する面に木工用ボンドやホットメルトを均等に塗り、しっかりと圧着しながら布テープを貼って固定します（図15-①）。

さらに強化段ボールで強い構造を作るためには、木製品と同じようにホゾ組みを使います。2層段ボールの場合は幅10mm、3層の場合は幅15mmのホゾを開けます（図15-②）。ホゾの長さは接合する全長の1/3から3/4程度が良いでしょう。接合面が長い場合はホゾを2カ所に増やします。ホゾ穴は断端から15mm以上離して開けないとホゾ穴の強度が落ちます。

ホゾの奥行きを45mm取り、断端から15mmの所にホゾ穴を開けて、ホゾ留めを入れると完全にホゾが抜けなくなります。分解組立が容易にできます（図15-③）。

（4）曲げ方

強化段ボールは表面のライナーが硬く厚いので、簡単には折り曲げることができません。そこで折り曲げるときは幅20mmから25mmの切り込みを入れると直角に曲げることができます。曲げ加工には3種類の方法があります。

・2層カット（図15-④）

直角に折り曲げたい線を中心に幅20mmで平行に線を引きます。カッターナイフの刃先を10mmだけ出して平行に引いて線に沿って定規を当てて切り込みます。切り込んだ間のフルート2層分だけマイナスのドライバーを使って剝ぎとります。最後の1層だけ残すと簡単に折り曲げることができます。

このときに注意したいのは、切断したライナーの角が合うように折り目を調整しながら折り曲げることです。折り曲げた内側のライナーの角が合わないと、内側に作ったホゾの寸法が合わなくなります。

・3層カット（図15-⑤）

折り曲げる線に沿って14mm幅の平行線を引きます。カッターナイフの刃先を14mmだけ出し、平行線に合わせて切り込みを入れます。このとき裏側のライナーまで切り込まないように注意しましょう。

マイナスのドライバーを使ってフルート3層をすべて剝ぎとります。剝ぎ取った内側のライナーと切り込んだフルートの切断面が合うように折り曲げます。このとき折り曲げた面は内側に14mm入ることを計算に入れて設計しましょう。

・V字カット（図15-⑥）

折り曲げる線を中心に25mm幅の平行線を引きます。定規を線に当て、ライナーの分だけ垂直に切り込みを入れます。次にカッターナイフを指先で45°傾くように持ち、中心に向かって少しずつ切り込みを入れていきます。裏側のライナーまで切らないよ

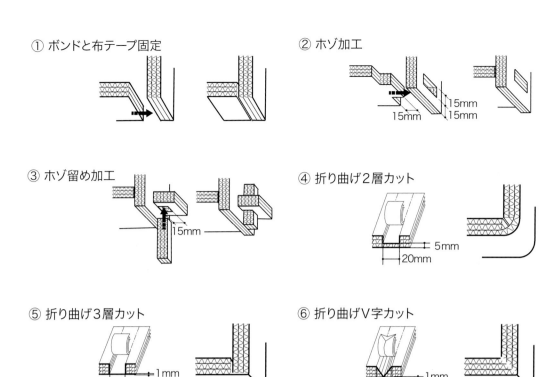

図15 強化段ボールの組み方と曲げ加工
出所：日本リハビリテーション工学協会ＳＩＧ姿勢保持編集『小児から高齢者までの姿勢保持―工学的視点を臨床に活かす―』医学書院、2007年、92頁

うに注意しながら、反対側の線も中心線に向かって45°の角度で切り込みます。フルート3層分だけ45°に切り込めば、3角柱の端材を取り出すと90°に折り曲げることができます。

（5）フルートの方向

　前述したように、段ボールは波板（フルート）構造の中芯の表裏を厚紙（ライナー）で挟んで接着しています。3層強化段ボールは、3層のフルートがライナーに挟まれて重なった構造です（図16）。このフルートの方向は木材の木目と似たような性質があり、フルート方向にかかる荷重には強く、フルートの方向と垂直にかかる荷重には弱い構造になっています。また長い部材を使うときはフルートの方向を長くなるように切ると折れにくく、逆にフルートの方向を部材の短い方向に切ると折れやすい構造になります。

　したがって強化段ボールで強い構造に作るためには、荷重がかかる方向とフルート

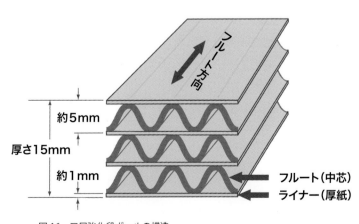

図16 三層強化段ボールの構造
出所：図15に同じ、188頁

2. 強化段ボールの加工方法　13

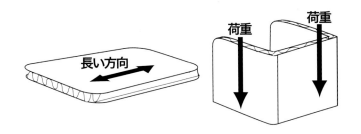

図17　フルートの方向と荷重方向
出所：図15に同じ、189頁

の方向を合わせ、長い部材はフルートが長くなるようにすることがポイントです（図17）。

(6) 強化段ボール入手先

　以下にあげる企業は強化段ボールをホームページや電話で注文して、個人でも購入することができます。扱っている製品はハイプルエースまたはトライウォールで、2層と3層、1100グレードと1300グレードがあります。材料を職場や自宅まで送ってもらう場合は送料がかかりますので、5枚以上まとめて注文したほうが経済的かもしれません。

　寸法を指定すればカットしてくれる企業もありますが、フルートの方向を指定してください。その他にもインターネットで探せば強化段ボールを販売している企業はあります。

- 株式会社アサヒテックコーポレーション（クリエイト事業本部マーケティング部）
  〒528-0057　滋賀県甲賀市水口町北脇354-1
  TEL（0748）65-6522　FAX（0748）65-6523
  http://www.asahitec.com/welfare/index.html
  障害児用の椅子の販売、3層強化段ボール1300×1250ｍｍのカット材（5枚組み）、ウレタンフォーム、ウレタンフォーム専用ナイフなどを販売しています。

- モスト技研株式会社（埼玉本社工場）
  〒350-1203　埼玉県日高市旭ヶ丘595-1
  TEL（042）984-1355　FAX（042）984-1356　http://www.mostgiken.co.jp/
  ベッドやゲタ箱などの製品販売と注文に合せたカットや1品生産も対応しています。

- ＩＭＡＲＩ株式会社
  〒848-0024　佐賀県伊万里市大川内町甲984-3
  TEL（0955）22-4185　FAX（0955）22-7040　http://www.imari-d.com/

- 丸一興業株式会社（本社工場）
  〒660-0815　兵庫県尼崎市杭瀬北新町3-2-28
  TEL（06）6487-0344　FAX（06）6482-7250　http://www.maruichi-pack.co.jp/
  牛乳パックなどから再生した白い強化段ボール「白ミルダン」を販売しています。

2章

強化段ボールで作るテクノエイド

最初の椅子

　筆者がリハビリ工学技士として勤めていた北九州市総合療育センターは、1978年に設立された早期発見と早期治療、医療と教育の連携を標榜した障害児施設として全国から注目されていました。この中で短期入所施設である2病棟には、遠方からさまざまな治療やセラピーを受けるために母子入院されている3歳児以下の乳幼児も少なくありませんでした。その多くは運動発達の遅れや先天性の疾患により、座位が自分で保持できず、母親が抱きかかえて食事訓練をし、身体に合っていない椅子にクッションを詰めて座らせていました。

　当時はまだ3歳以下の乳幼児には診断が確定していないという理由で、身体障害者手帳が自治体の役所で発行されないことが多く、補装具として座位保持装置を申請することはできませんでした。したがって、3歳以下のお子さんに椅子を作る場合は自費になってしまい、ご両親に大きな負担をかけることになります。ちなみに座位保持装置は1989年から補装具の制度に新しく導入されましたが、指定業者が制度に沿って製作すると15万円から30万円になります。

　そこで療育センターのリハビリ工房では、自費で椅子を作らざるを得ないお子さんには、セラピストや親御さんからの依頼があれば、木製の椅子を製作し、提供していました。しかし、仮合わせから完成するまで1カ月近くかかり、材料費も1万円を超えていました。そこで目をつけたのが3層強化段ボールでした。最初は大型の遊具を作る目的で購入した材料でしたが、椅子を製作すると短時間で仮合わせのできる強度になることがわかりました。

　最初に製作したのは、箱型の構造を斜めにカットしたフレームの中に、シートとバックサポートを斜めに入れるデザインでした（図1）。これは1枚の板から簡単に切り出して製作でき、側面が子どもの体幹を左右から支えるので安定した座位を提供できます。欠点としては腋窩（えきか）ロールやテーブルなどの固定が難しい点でした。そこで腋窩ロールや内転防止パッド（ポメル）などを取り付ける部分に合板を接着することによって補強し、姿勢保持用のサポートやベルトを付けられるようにしました。

　次に製作した椅子は、座位保持がまだ不安定な1歳から5歳までの幼児を対象とした簡易的な座位保持装置でした。基本構造は長方形を2カ所でコの字型に折り曲げて、内側にシートを3カ所のホゾで組み、その内側に長方形を1カ所で折り曲げたシートとバックサポーターを差し込んだデザインです。この構造はシートとバックサポートの角度を自由に設定できるのが特徴です（図2）。内転防止パッドとカットアウトテーブルは標準で取り付け、必要に応じてヘッドサポートや腋窩ロールをウレタンフォ

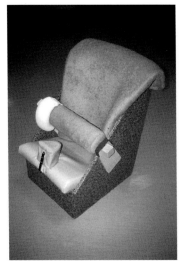
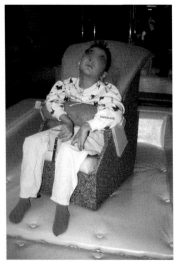

図1　最初に強化段ボールで作った椅子

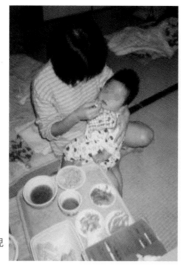
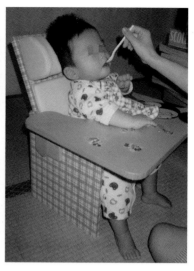

図2　療育センターの入所児に作った食事用の椅子

ームで加工して装着します。

　当初は筆者が対象となるお子さんの身体寸法を計測し、療育センターのリハビリ工房で椅子を製作していました。そのうち自分で作ってみたいという母親が現れてからは、希望者には工房で指導しながら椅子を製作してもらう機会が増えていきました。

講演会、ワークショップを通して浸透

　次第に療育センターにおいて、強化段ボールで椅子を製作する適用例が増えたので、1990年には成果をまとめて医学雑誌[1]に投稿し、リハ工学カンファレンス[2]で発表しました。また近隣の養護学校や障害児施設において、職員や障害児の両親を対象に強化段ボールで椅子や訓練具を製作するワークショップを開催しました。その結果、九州各地から山口、広島まで多くの施設で強化段ボールを使って姿勢保持具や療育に必要な教材をスタッフ自身で製作する活動が広まっていきました。

　1993年には群馬県みどり市にある希望の家療育病院から招待を受け、療育センターで実践してきたテクノエイドのデザインに関する講演と強化段ボールを使って椅子や遊具を製作するワークショップを実施しました。病院の理学療法士（ＰＴ）、作業療法士（ＯＴ）、言語聴覚士（ＳＴ）、看護師などが多数参加されましたが、その中でＰＴの会田茂男氏とＯＴの堀口淳氏は強化段ボールでテクノエイドを製作する技術を瞬く間に習得し、院内の姿勢保持具や収納棚などを次々と製作され現在に至っています。

　1986年に設立された日本リハビリテーション工学協会には、分科会活動として10のＳＩＧ（Special Interest Group）があり、筆者は87年からＳＩＧ姿勢保持の代表、共著者の中村詩子氏も世話人を務めています。このＳＩＧ姿勢保持は毎年、全国各地で講習会を開催しています。プログラムには実技講習も組み入れています。強化段ボールを使って椅子やテーブルなどを製作するワークショップも数多く実施してきました。その多くは毎年８月下旬に開催されるリハ工学カンファレンスに連動して２日間おこなわれ、北は北海道から南は沖縄まで30年間で300回以上の講習会を開催してきました。

　この講習会に何回も参加される特別支援学校の教員で、京都府の与謝の海特別支援学校の篠原勇氏と静岡特別支援学校の秋元公志氏は、生徒の教育目標に合わせて強化段ボールを使ってユニークな姿勢保持具や教材を作っています。

　次節から、これまで強化段ボールで製作してきた代表的なテクノエイドを紹介します。

    1）繁成剛、トライウォールを用いた簡易型座位保持装置の製作と適応、クリニカルリハビリテーション、2、685-688、1993
    2）繁成剛、トライウォールによる姿勢保持具の製作、姿勢保持研究、11、48-63、1998

1. 姿勢保持具

　前述したように強化段ボールで最初に製作したテクノエイドは、自力で座位を保持することが難しいお子さんを対象とした椅子でした。補装具の制度を使って本格的な座位保持装置を作る前に、対象となるお子さんの身体寸法や運動発達に合った姿勢保持具を試作するには、強化段ボールは有効な材料と言えるでしょう。座位保持が困難な場合は四つ這い位や側臥位などで保持する姿勢保持具も比較的簡単に製作できます。立位保持具は箱状の構造を組むことによって強度を確保できます。

　いずれの姿勢保持具も身体に支えるクッションやサポートは、ウレタンフォームを体型に合わせてカットし、強化段ボールで作った基本フレームに固定し、ビニールレザーなどでカバーすることが勧められます。強化段ボールの断面には布テープを貼って補強すると、安全性と耐久性の向上につながります。

（1）幼児用椅子（ボックスチェア）［図1］

　1歳から3歳ごろまでの乳幼児が最初に座る椅子として、構造をできるだけシンプルにし、簡単に製作できるようデザインしました。

　座面を取り付ける位置を側板の中心線から少しずらすと、上下逆さまに置くだけで2種類の高さの椅子になります。また側板の中央を上にしておくと、腰掛けやテーブルとして使えます。つまり3種類の高さの椅子として使えるわけです。

【完成図】

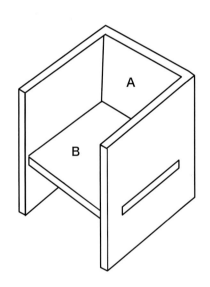

【作り方】
① 側板の3カ所にホゾ穴（**a**、**b**、**c**）を開ける
② 2カ所で平行に20mm幅で2層カットする
③ 側板を2層カットに沿ってコの字型に折り曲げる
④ 座面の3辺にホゾ（**イ**、**ロ**、**ハ**）加工をする
⑤ コの字に折り曲げた側板のホゾ穴に座面のホゾを**ロ-イ-ハ**の順に差し込む
⑥ ホゾがゆるい場合は接合部を木工用ボンドで貼り付ける
⑦ 切断面を布テープでカバーする

2章

強化段ボールで作るテクノエイド

最初の椅子

　筆者がリハビリ工学技士として勤めていた北九州市総合療育センターは、1978年に設立された早期発見と早期治療、医療と教育の連携を標榜した障害児施設として全国から注目されていました。この中で短期入所施設である2病棟には、遠方からさまざまな治療やセラピーを受けるために母子入院されている3歳児以下の乳幼児も少なくありませんでした。その多くは運動発達の遅れや先天性の疾患により、座位が自分で保持できず、母親が抱きかかえて食事訓練をし、身体に合っていない椅子にクッションを詰めて座らせていました。

　当時はまだ3歳以下の乳幼児には診断が確定していないという理由で、身体障害者手帳が自治体の役所で発行されないことが多く、補装具として座位保持装置を申請することはできませんでした。したがって、3歳以下のお子さんに椅子を作る場合は自費になってしまい、ご両親に大きな負担をかけることになります。ちなみに座位保持装置は1989年から補装具の制度に新しく導入されましたが、指定業者が制度に沿って製作すると15万円から30万円になります。

　そこで療育センターのリハビリ工房では、自費で椅子を作らざるを得ないお子さんには、セラピストや親御さんからの依頼があれば、木製の椅子を製作し、提供していました。しかし、仮合わせから完成するまで1カ月近くかかり、材料費も1万円を超えていました。そこで目をつけたのが3層強化段ボールでした。最初は大型の遊具を作る目的で購入した材料でしたが、椅子を製作すると短時間で仮合わせのできる強度になることがわかりました。

　最初に製作したのは、箱型の構造を斜めにカットしたフレームの中に、シートとバックサポートを斜めに入れるデザインでした（図1）。これは1枚の板から簡単に切り出して製作でき、側面が子どもの体幹を左右から支えるので安定した座位を提供できます。欠点としては腋窩（えきか）ロールやテーブルなどの固定が難しい点でした。そこで腋窩ロールや内転防止パッド（ポメル）などを取り付ける部分に合板を接着することによって補強し、姿勢保持用のサポートやベルトを付けられるようにしました。

　次に製作した椅子は、座位保持がまだ不安定な1歳から5歳までの幼児を対象とした簡易的な座位保持装置でした。基本構造は長方形を2カ所でコの字型に折り曲げて、内側にシートを3カ所のホゾで組み、その内側に長方形を1カ所で折り曲げたシートとバックサポーターを差し込んだデザインです。この構造はシートとバックサポートの角度を自由に設定できるのが特徴です（図2）。内転防止パッドとカットアウトテーブルは標準で取り付け、必要に応じてヘッドサポートや腋窩ロールをウレタンフォ

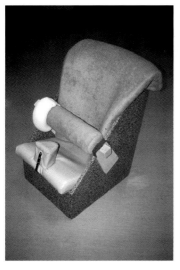
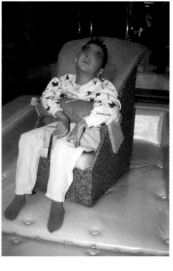

図1　最初に強化段ボールで作った椅子

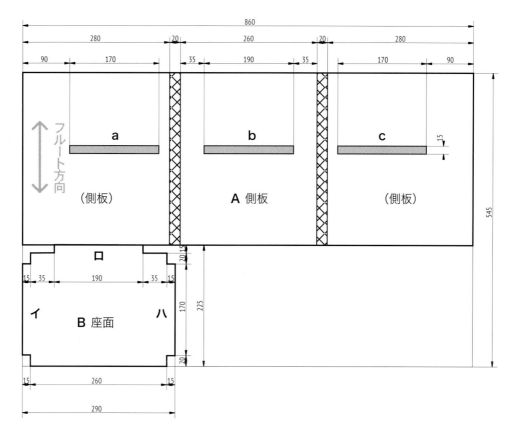

図1　幼児用椅子（ボックスチェア）部品配置〈例〉　1/7スケール（単位：mm）

図　凡例

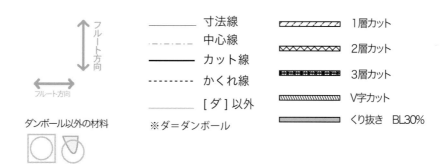

1．姿勢保持具

（2）リラックスチェア［図2］

　自力で座位が保持できない障害児がリラックスして座ることを目的とした椅子です。臀部から肩にかけてすっぽりと入るので、身体が側方に傾きやすいお子さんに対して安定した座位を提供できます。

【完成図】

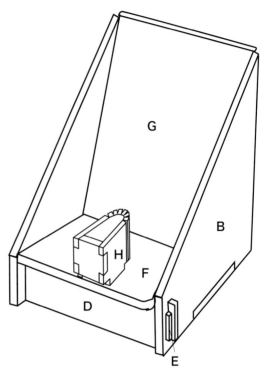

【作り方】
① 1300mm×1250mmの原板から椅子の底板と背板と側板が連結した形を切る
② 背板と側板、背板と底板の間を25mm幅でＶ字カットする
③ 前板を切り取り、ホゾ留め用のホゾ穴を２カ所開ける
④ 底板を下にして背板と側板を直角に曲げる
⑤ 前板を側板のホゾ穴に差し込み、ホゾ留めで固定し、箱形に組む
⑥ 座面を切り取り、背もたれを差し込むホゾ穴（a、b）を２カ所開ける
⑦ 座面を箱状のフレームに差し込み、前板の上に前端部を乗せる
⑧ 下端にホゾがある背もたれを切り取り、座面のホゾ穴（aまたはb）に差し込み固定する
⑨ ポメルを切り、中心を裏側のライナー１枚を残しカットして三角柱に折り曲げ、座面に固定する
⑩ 座面と背もたれに厚さ20mmのウレタンフォームを１〜２枚重ねて敷く

【使用方法】
ⅰ 表面に様々な模様のプリントされた粘着シートを貼ると見た目も良く、丈夫になる
ⅱ 筋緊張などで臀部が前にずれやすいお子さんには、アンカーサポートのついたモールドシートか股関節内転防止サポート（ポメル）（H）を付ける
ⅲ 伸展パターンが強く出るときは、底板に厚さ15mmの合板をボンドで貼り、幅30mm、長さ１mのナイロンベルトの中央を木ねじで合板に留め、前方をバックルや面ファスナーで固定する腰ベルトを付ける方法もある
ⅳ 体幹が左右に傾きやすい場合は、背もたれのクッションを左右に100mmほど広くして、箱型フレームの内側に曲げて入れると体幹や両肩を支えられる
ⅴ 低緊張のため体幹が前屈する場合は、幅450mm、厚さ20mmのウレタンフォームを固く巻き、直径が約100mmのロール状にしてストッキネットに入れた腋窩ロールを作り、胸から腋窩にかけて後方に引き上げて、箱型フレームの後ろで縛って固定する［図3］

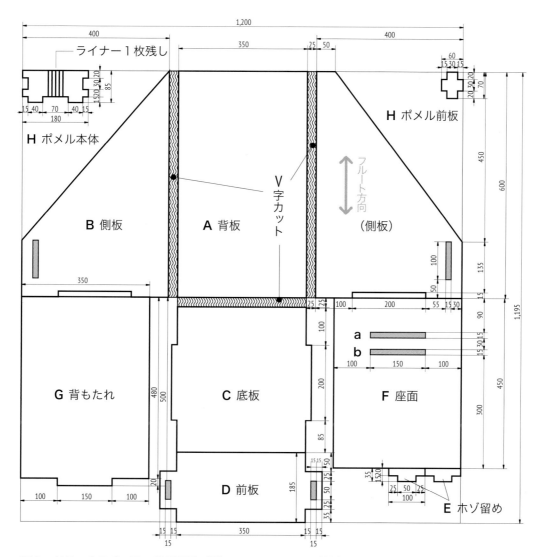

図2 リラックスチェア 部品配置〈例〉 1/10 スケール（単位：mm）

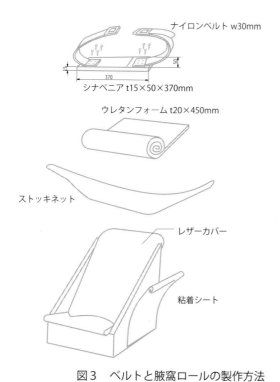

図3 ベルトと腋窩ロールの製作方法

1. 姿勢保持具

（3）トライチェア［図4］

　自力での座位保持が難しい幼児を対象として、座面と背もたれの角度が調節でき、カットアウトテーブルとポメル（p.20参照）などの姿勢を安定させるパーツを装備した椅子です。

　ベースとなるフレームは幼児用の椅子ですが、その内側に座面と背もたれが連結したパーツを加えています。座面は角度を固定する板の高さで決まり、背もたれはベースフレームの背板に当たる位置によって角度が決まります。背もたれと背板の間にスペーサーを入れることで角度を変えることもできます。

　ベースフレームの側板にカットアウトテーブルを固定し、座面の前端にポメルを装着することによって、座位を安定させることが可能です。

【完成図】

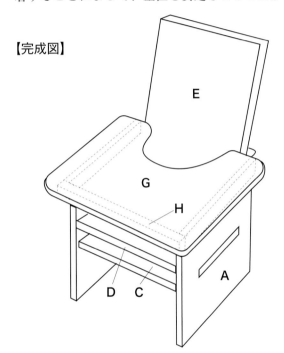

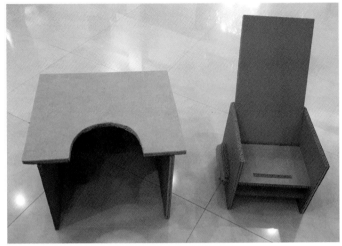

左は独立テーブル

【作り方】
① 側板と背板にホゾ穴（**a**、**b**、**c**）を開ける
② 側板と背板の間を平行に20mm幅で2層カットする
③ 側板を2層カットに沿ってコの字型に折り曲げる
④ 座板の3辺（**イ**、**ロ**、**ハ**）にホゾ加工し、角度固定用ホゾ穴**d**を開ける
⑤ コの字に折り曲げた側板と背板のホゾ穴に座板のホゾを**ロ-イ-ハ**の順に差し込む
⑥ 座面・背もたれを切り取り、座面と背もたれの間を25mm幅でV字カットする
⑦ 座面前方の裏面に角度固定用ホゾ穴**e**を3層カットする
⑧ 角度固定板を切り取り、座面のホゾ穴**e**と座板のホゾ穴**d**に差し込んで固定する
⑨ 必要な広さにテーブルを切り取り、対象児の胸部の幅より20mm広く半円形にカットする
⑩ テーブルを椅子に固定する部材・テーブル固定版を3枚切り取り、テーブルの裏面に15mm、深さ10mmの溝を1層カットし、3枚の部材を木工用ボンドで

接着する

⑪ 座面と背もたれに厚さ20mmのウレタンフォームを貼り、ビニールレザーなどでカバーする。ヘッドコントロールがまだ不安定な場合は、ウレタンフォームを削り出したヘッドサポートを加える

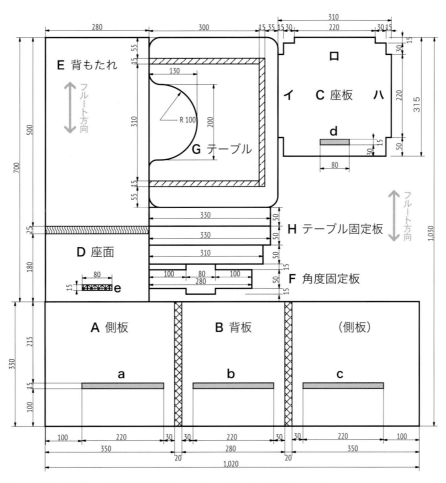

図4　トライチェア部品配置〈例〉　1/10スケール（単位：mm）

（4）ライダーチェア［図5］

　この椅子は体幹を前傾して座らせることによって、自発的な抗重力伸展活動を促すことを目的としています。普通の椅子は座面と背もたれを後傾させて、座位を安定させるようにしているため、自発的に重力に逆らった活動は抑制される傾向になります。

　体幹を前傾させると、頭部や体幹を重力に対して垂直に戻そうとする立ち直り反応が出やすくなります。自力で座位保持が難しいお子さんは体幹が不安定なので、胸部から体側にかけて体幹サポートを装着し、その前方にカットアウトテーブルを配して前腕で上体を支えられるようにしています。

　臀部は自転車のようなサドルにまたがるようにして、下肢は屈曲して下腿の全面を受けるようにサポートがあります。下半身は正座と膝立ちの中間位で、上半身は体幹前傾姿勢になります。オートバイのライダーのような姿勢で座るので「ライダーチェア」と名付けられました。

　フレームの底面に円弧状のパーツを付けると、木馬のようにロッキングします。椅子を揺らすことによって、座っているお子さんの前庭覚を刺激し、抗重力運動を引き出すことを目的として、遊具のように使うこともできます。

【完成図】

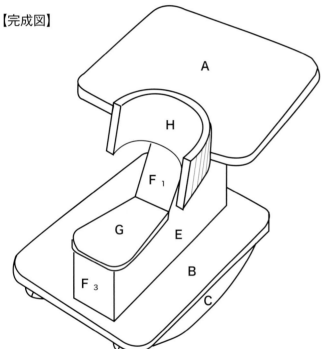
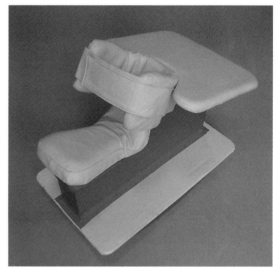

【作り方】
① 1300mm×1250mmの原板にフルートの方向を確認して図面通りに線を引く
② 部品をすべて切り取る
③（2枚重ねした）ロール板に補強板(1)（D）を組み合わせたものを、底板の裏側のホゾ穴（e-f、g-h）に差し込み、木工用ボンドで接着する
④ 底板の表に側板2枚をホゾ穴（i-j、k-l）に差し込み、ボンドで固定する
⑤ 側板2枚の間に3枚の上板とサドルを差し込み、接着する
⑥ 側板の上端にカットアウトテーブルを差し込み、テーブルの裏側に補強板(2)（ I ）を接着する
⑦ 胸部サポートとなる長方形を切り取り、20mm間隔で深さ14mmの切り込みを入れる
⑧ 胸部サポートをカットアウトテーブルに合わせて曲げながら接着する
⑨ 幅100mm、長さ1.2mの面ファスナー付き背ベルトを作り、側板のホゾ穴 a、c に通す

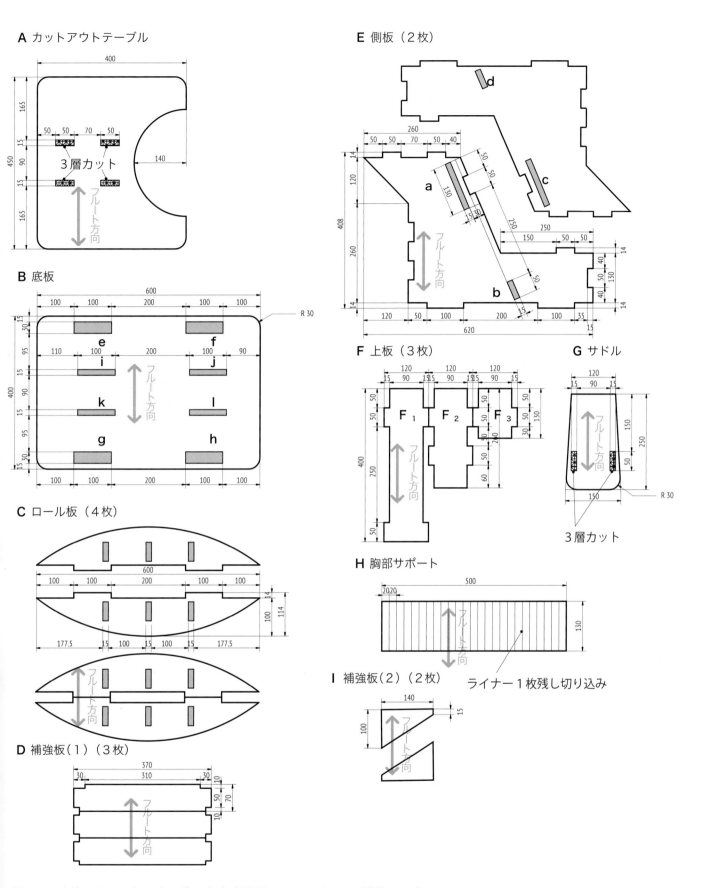

図5 ライダーチェア（ロッキングモデル）部品図　1/10スケール（単位：mm）

1. 姿勢保持具

（5）ポチロール［図6］

　床上で体幹を前傾させて座位を保持するためにデザインした姿勢保持具です。断面が台形の角柱を左右の側板に差し込んで固定するシンプルな構造なので、比較的短時間で製作できます。

【完成図】

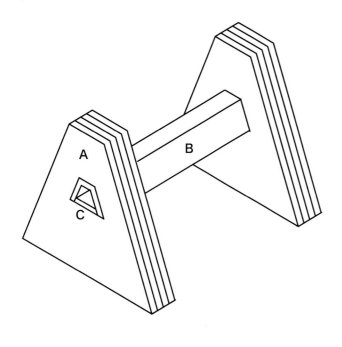
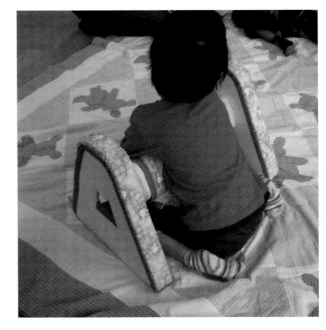

【作り方】
① 台形の側板を8枚切り取る
② 側板にホゾ穴を開ける
③ 木工用ボンドで側板を4枚ずつ貼り合わせる
④ 長方形の部材Bの2カ所を平行に15mm幅で2層カットする
⑤ 2層カットに沿って折り曲げ、部材Cと合わせてロールの芯材にする
⑤ 芯材の周りに厚さ20mm、幅390mmの軟質ウレタンフォームを2層から3層重ねて巻き、胸と腋窩を支えるロールにする
⑥ ロールの両端を台形の側板に差し込む

【使用方法】
　i 対象となるお子さんの座高や胸部の幅に合わせてロールの太さと高さを調整
　ii 床に胡座（あぐら）か正座で座らせて前方にポチロールを置き、ロールの部分で胸と腋窩を支えるようにして上腕をロールの前に出して、座位を安定させる
　iii 臀部の下に厚さが50mmから80mmのクッションを敷くと、座位保持が楽になり、背中を伸ばしやすくなる
　iv 反り返るお子さんは後ろに転倒する危険性が高いので注意が必要

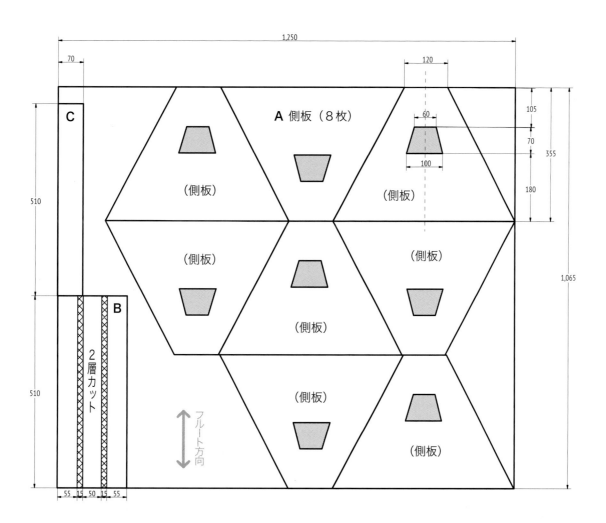

図6　ポチロール　部品配置〈例〉　1/10 スケール（単位：mm）

（6）座椅子 ［図7］

　洋式の生活が浸透した現代でも、自宅のリビングでは床の上に直接座って過ごす日本人は少なくないでしょう。特に冬になるとコタツを家族で囲んで食事をしたりテレビを見たりする機会が増えます。このような時に家族と同じ目線で座ることができるように、座面の低い座椅子をデザインしました。

　強化段ボールで座椅子を製作する場合は、背もたれの強度を高める構造が必要になります。図7の座椅子は背もたれを二重構造にして側板にホゾとホゾ留めでしっかりと固定していますが、長く使っていると傷みやすい部分です。

【完成図】

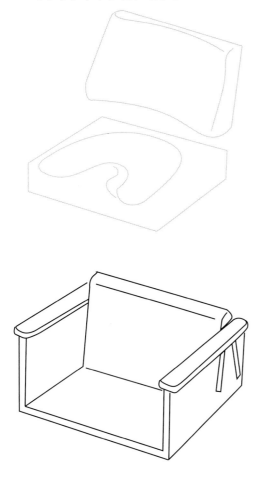

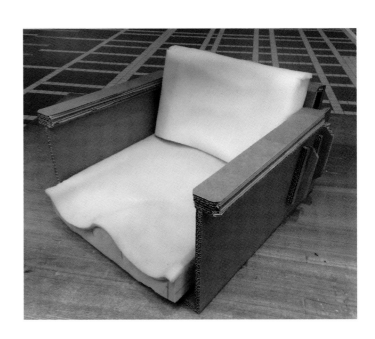

【作り方】
① 図面に沿って底板、側板、背板、背もたれが一体となった部品を切り取る
② 底板に1カ所（e）、側板に4カ所（f、g、h、i）のホゾ穴を開ける
③ 背板と背もたれのホゾにホゾ穴（a、b、c、d）を開ける
④ ホゾ留めを4個作る
⑤ 底板と側板の間の2カ所で幅20mmの2層カットをする
⑥ 底板と背板と背もたれの間の3カ所で、幅20mmまたは15mmの2層カットをする

⑦ 背板を90°折り曲げ、さらに背もたれを折り曲げて、底板のホゾ穴 e に差し込む
⑧ 左右の側板を折り曲げながら背板と背もたれのホゾをホゾ穴（f、g、h、i）に差し込む
⑨ ホゾ留めを a、b、c、d に差し込み固定する
⑩ 側板のホゾ（イ、ロ）にアームレストを差し込み、2枚重ねてボンドで接着する
⑪ 底板と背もたれの上面に厚さ20mm以上のウレタンフォームを敷く
⑫ 座位保持が不安定な場合、厚さ50mm以上のウレタンフォームを臀部や腰部の形状に合わせて削り出したクッションを装着する（写真）

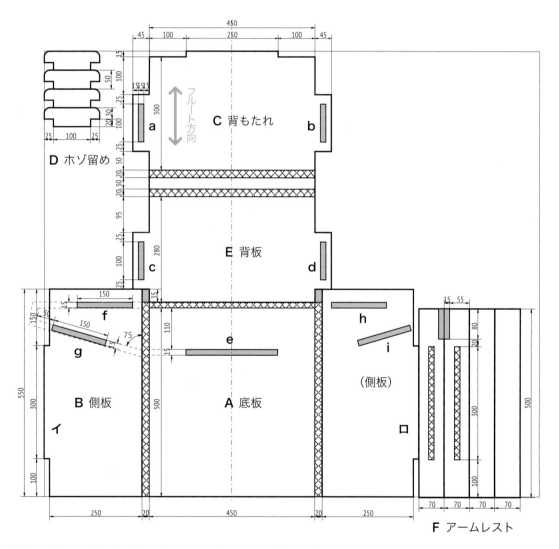

図7　座椅子　部品配置〈例〉　1/10スケール（単位：mm）

(7) 高齢者用椅子 [図8]

2011年に起きた東日本大震災の被災地を支援するため、避難所を回った時に気がついたのは、避難している多くの高齢者が床の上にマットを敷いて生活しているため、床から立ち上がるときに難儀していることでした。インタビューしてみると、長時間床の上に座って生活しているのは辛いので、椅子や机が欲しいという要望が多いことがわかりました。

そこで最小限の材料を使って立ち座りがしやすい肘掛付きの椅子をデザインしました。この椅子は、被災地支援活動として大船渡市と陸前高田市で最初に提供したので「ケセンチェア」という名前にしました。

【完成図】

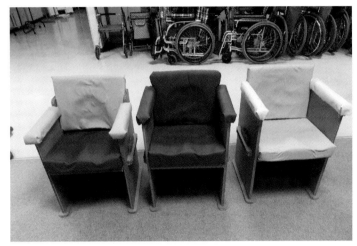

図9　気仙地区の高齢者施設で製作した椅子

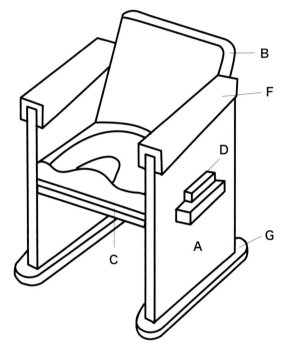

【作り方】

① 側板と背板と脚部は幼児用椅子と同じように、長方形の2カ所を25mm幅でV字カットし、座面を固定するホゾ穴を3カ所（a、b、c）開ける
② 座面は3カ所ホゾ加工し、2枚作って重ねる
③ 背板のホゾ穴に座面のホゾを差し込み、左右の側板を直角に曲げながら座面の左右のホゾを側板のホゾ穴に差し込む
④ 座面3カ所のホゾ穴にホゾ留めを差し込む
⑤ 厚さ50mmのウレタンフォームをウエッジ状にカットする
⑥ 座面と背板の上に置いてクッションにする（H、I）
⑦ クッションは座る人の体型に合わせてモールド（成形）すると座り心地や座位姿勢が向上する
⑧ アームレストの2カ所をV字カットする
⑨ 側板の上端にアームレストを取り付ける
⑩ 側板の下端は床が傷まないようにソリ脚を取り付ける

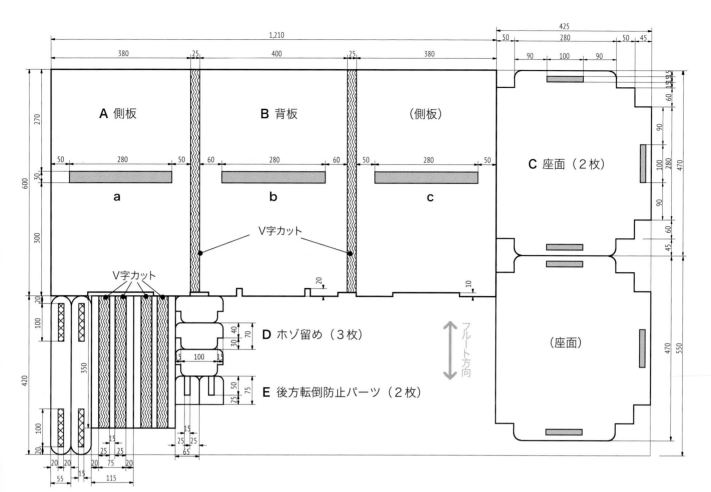

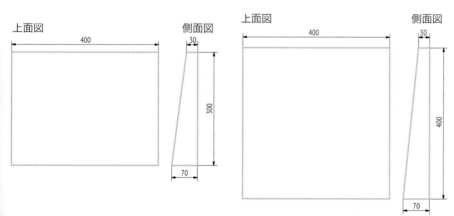

図8 高齢者用椅子 部品配置〈例〉 1/10スケール（単位：mm）

（8）立位保持具（プロンボード）［図10］

　自力で立ち上がったり、立位を保持することが困難なお子さんには、様々な立位保持具を使って、体重を下肢にかける訓練をします。10歳以下の低年齢の児童にはプロンボードがよく使われています。

　強化段ボールで製作するときは、下肢から体幹にかけて身体の前方を支持するボード、姿勢保持用ボードを垂直から5°～30°程度前傾した台形のボックスになります。側板と姿勢保持用ボードの上部に前腕で支持するためのテーブルをホゾ留めで固定します。姿勢保持用ボードには体幹と下肢を適切なポジションで固定するために、背ベルト、骨盤ベルト、左右の膝ベルトを取り付けています。どうしても下肢の支持力が弱い場合は、ある程度体重を免荷するため、股下にポメルを設置することもあります。

　ボードに対して直角に足台を固定しますが、つま先が出るように、ボードの下部には50mm程度の隙間を作ります。側板の前に、前板と底板をホゾ留めで固定します。ホゾの接合部分は、すべて木工用ボンドで接着したほうが安全です。

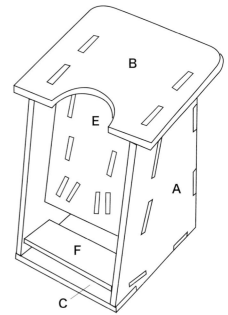

【完成図】

【作り方】
① 台形の側板を2枚切り取る
② 台形の上端にテーブルを固定するホゾ、下端に底板を固定するホゾ、前端に前板を固定するホゾを作る
③ 前板、底板、姿勢保持用ボード、足台およびテーブルの4枚の長方形を切り取る
④ 前板、底板、テーブルに側板を固定するホゾ穴を開ける
⑤ 姿勢保持用ボードと足台の左右に側板を固定するホゾを作る
⑥ 前板、姿勢保持用ボード、足台を側板2枚に差し込む
⑦ 底板とテーブルを前板と側板のホゾに合わせて差し込み、布テープで仮止めする
⑧ 対象児を足台に立たせて姿勢保持用ボードとテーブルにもたれさせる
⑨ 背ベルト、骨盤ベルト、膝ベルトの位置を姿勢保持用ボードに記入する
⑩ 記入した位置に15mm幅の長穴を8カ所開ける（a-b、c-d、e-f、g-h）
⑪ 全ての部品を木工用ボンドで接着する
⑫ 背ベルトと骨盤ベルトと膝ベルトをビニールレザーと面ファスナー（マジックテープ）で作り、4カ所の長穴に通す

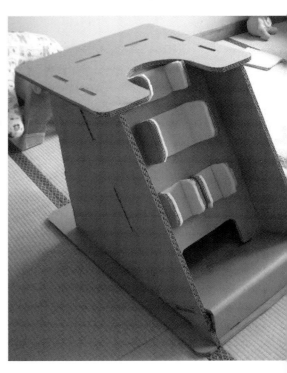

【製作上のポイント】
　ベルトの幅は70～100mm、長さは対象児の胸囲、臀囲、膝の周囲の長さに150mmプラスして決める。ベルトはビニールレザーを2枚重ねて縫い、先端部150mmの裏と表に面ファスナーのプラスとマイナスをそれぞれ縫い付けて作る。

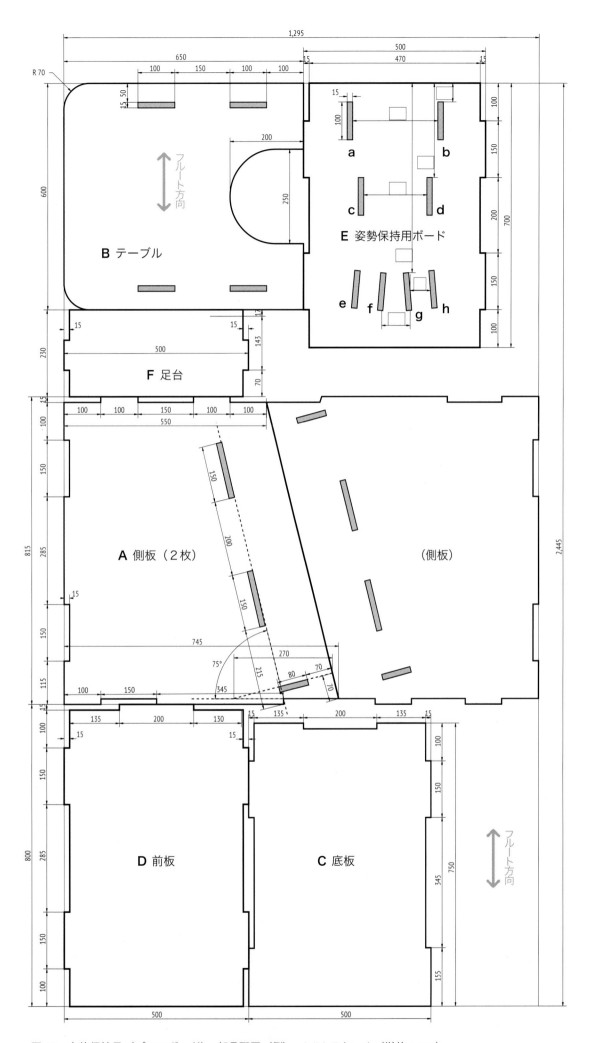

図10 立位保持具（プロンボード） 部品配置〈例〉 1/10スケール（単位：mm）

1. 姿勢保持具

（9）腹臥位保持具（四つ這い保持具）［図11］

　腹臥位保持具は完全な腹臥位ではなく、四つ這い位に近い姿勢で保持することが多いため、胸部から腹部にかけて保持する体幹サポートの部分は、肘と膝が楽に付けられる高さに設定します。体幹前部に合わせてウレタンフォームを削りモールド形状にすると体圧が分散され、呼吸も楽になるでしょう。ヘッドサポートは口と鼻を塞がないように、対象児の顔や姿勢の特徴に合わせて形状と素材を検討します。

【完成図】

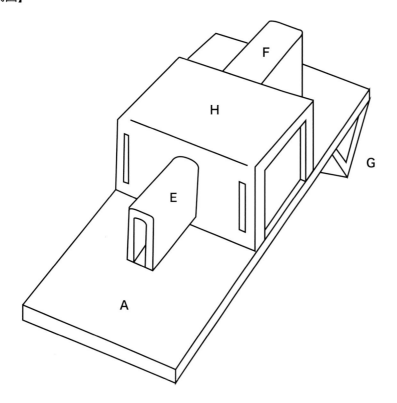

【作り方】
① 幅400mm、長さ1080mmのベース板を切り取る
② ベース板に体幹保持用（B、C、D）、股関節外転用（E）、頭部保持用（F）および角度調整用（G）のパーツを固定するホゾ穴を10カ所（a～j）開ける
③ 体幹保持用の箱状ベースを作るため、BとCおよびDを切り取る
④ Bの2カ所を20mm幅で2層カットし、6カ所のホゾ穴と両端にホゾを作る
⑤ CとDの3辺にホゾを作る
⑥ Bのホゾ穴にCとDのホゾを差し込み箱状にする
⑦ 箱状ベースのホゾをベース板のホゾ穴（c-d-e-f）に差し込み固定する
⑧ 同様にEとFの箱状ベースを作り、ベース板のホゾ穴（a-bとg-h）にそれぞれ差し込む
⑨ 厚さ20mmのウレタンフォームを幅の違う長方形に何枚か切り、重ねることによって、体幹サポート、股関節外転サポート、ヘッド（顔面）サポート、前腕サポート、下腿サポートを作る
⑩ 対象児を腹臥位保持具に寝かせ、各サポートの形状、高さ、適合状況をチェックし、

ウレタンフォームを加工しながら調整する
⑪ 涎（よだれ）や鼻水などでウレタンが濡れないように防水性のあるビニールレザーでサポート部をカバーし、その上からタオルやガーゼを敷く

【製作上のポイント】
1）Gを三角柱に折り曲げ、ベース板前方裏面のホゾ穴（ i – j ）に差し込み、頭部を足部より100mmから200mmほど高く設定すると、胸部への圧迫が軽減され、四つ這い位での姿勢保持が楽になる
2）ベース板と同じ寸法の長方形を切り取って裏に貼る（二重にする）と強度が出る

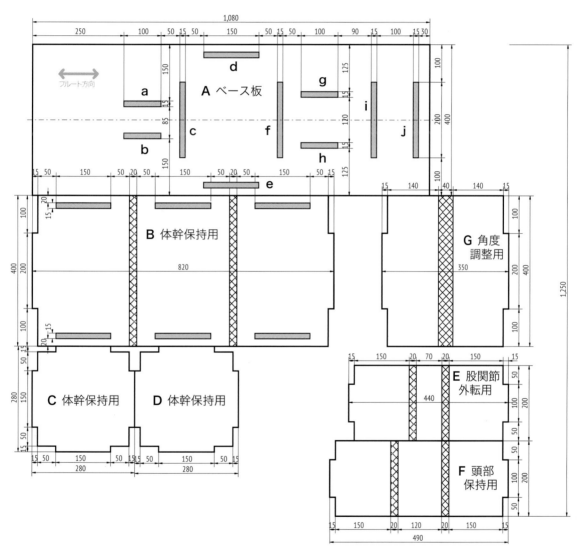

図11　腹臥位保持具（四つ這い保持具）　部品配置〈例〉　1/10 スケール（単位：mm）

(10) 側臥位保持具 ［図12］

　側臥位は左体幹を下にする姿勢と右体幹を下にする姿勢があります。一般的に脊柱側彎のあるお子さんは凸側を下にしたほうが、脊柱変形のカーブが体重で矯正（きょうせい）されてよいと言われています。しかし長年続けた臥位姿勢がある場合は、この原則は必ずしも当てはまりません。むしろ凹側を下にしたほうが、SPO_2（酸素飽和度）の値がよいケースがあります。

　図13は与謝の海特別支援学校の教員である篠原勇氏が製作した側臥位保持具です。背・座サポートと腹部サポートを差し替えることによって、左右どちらの側臥位にも対応できるようにした構造です。

　側臥位では頭部が下がるので適度な高さのヘッドサポートが必要です。また下肢が交差するお子さんも多いので、左右の脚部を分離させる膝・大腿・下腿サポートを、ウレタンフォームを削り出して製作します。

【完成図】

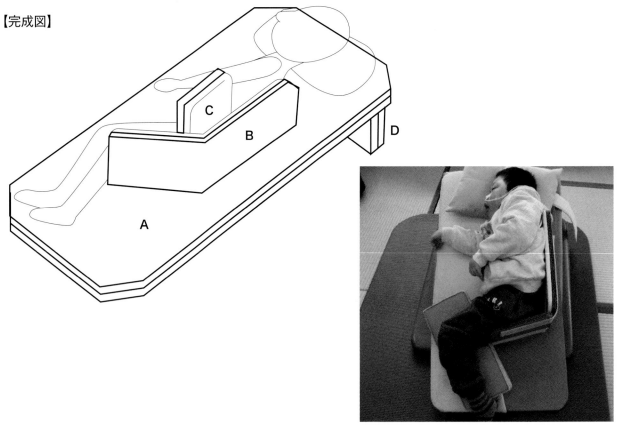

図13　側臥位保持具使用例

【作り方】
① 対象児に合わせて幅450mm、長さ1000mm〜1300mmのベース板を切り取る
② ベース板の表に背・座サポート板と腹部サポート板を差し込むホゾ穴（a、b、c）を開ける
③ 背中と臀部を支える背・座サポート板を切り取る
④ 腹部サポート板を切り取る
⑤ 角度調整板を2枚切り取る

⑥ ベース板、背・座サポート板、腹部サポート板の表面に厚さ20mmのウレタンフォームを貼る
⑦ 背・座サポート板と腹部サポート板をベース板のホゾ穴a、b、cに差し込む
⑧ ベース板の裏、ホゾ穴dに角度調整板を差し込む

【使用方法】
ⅰ ベース板の上面に厚さ20mmのウレタンフォームを1〜2枚敷く
ⅱ 側臥位で頭部と両膝の間に柔らかいクッションを設置する
ⅲ ベース板を裏返して各サポート板を差し直せば、左を下にした側臥位保持具として使える

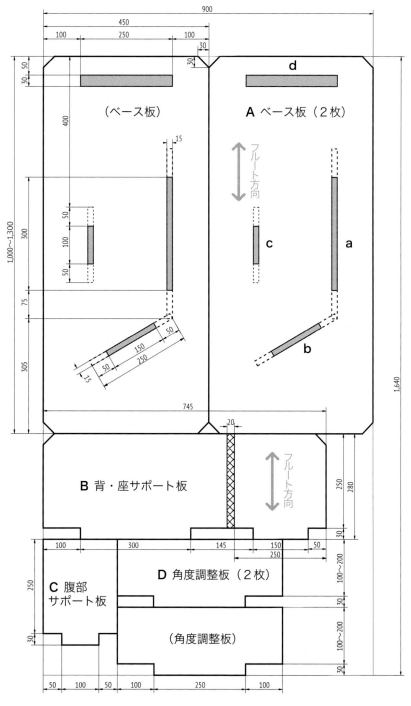

図12 側臥位保持具 部品配置〈例〉 1/10スケール（単位：mm）

2. 学習支援用具

特別支援学校で様々な障害のある児童に合わせて、担当の教員が学習支援用具を手作りすることがあります。工作技術のある教員は木材、金属、プラスチックなどを加工して教材を作っていますが、工作の得意でない教員は牛乳パックや段ボールなどの廃材を加工して製作することもよくみかけます。強化段ボールを使えば、書字や読書をしやすくするテーブルや書見台を目的に合わせたサイズにカッターナイフだけで簡単に作ることができます。アイデアと工夫次第で対象児の能力や学習目的に合わせた様々な教材・教具を強化段ボールで製作することができるでしょう。

（1）カットアウトテーブル ［図14］

姿勢保持と作業性を両立させるシンプルな解決方法として、テーブルや作業台の天板を利用者の体幹に合わせて切り抜いたカットアウトテーブルがあります。天板の素材として一般的に9mm厚の合板を使いますが、強化段ボールを使えばより安価で軽量なテーブルを短時間で製作することができます。

床の上において使用する場合は、側板を利用者の作業しやすい高さに設定します。側板と前板をホゾで繋ぎ、ホゾ穴を開けた天板に差し込めば基本的な形ができます。

大人が使用する場合は側板と天板を二重に重ねると強度が増し、長期間の使用に耐えるでしょう。天板を二重にする時に、上の板を角度調整式にすることもできます。

食器や文具などがテーブルから落ちるのを防ぐために、天板の前端と両側の端に高さ10mmの縁をつけるとよいでしょう。

【完成図】

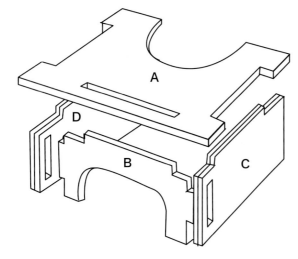
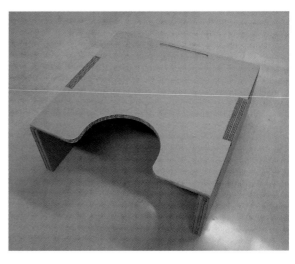

【作り方】
① 対象者や使用目的にあったサイズの天板を切り取る
② 対象者の胸部の幅と胸部の厚さに20mm足した寸法で天板の後端中央を半円形に切る
③ 天板の三方の縁にホゾ穴（a、b、c）を開ける
④ 前板を切り取り、3辺（イ、ロ、ハ）はホゾ加工し、下面は足が前に出せるように大きくアーチ状に切る
⑤ 同じサイズの側板（C、D）を4枚切り取る
⑥ 側板の上面をホゾ加工し、前面にはホゾ穴を開ける
⑦ 側板を2枚ずつボンドで貼り合わせる
⑧ 側板に前板を差し込む
⑨ 天板のホゾ穴に側板と前板のホゾを差し込む

【使用方法】

　ⅰ テーブルの天板全体にテーブルクロスやビニールシートを貼ると水分をこぼした時に手入れが楽になる

　ⅱ 天板の強度が足りない時は、同じサイズに強化ダンボールまたは厚さ5mm以上の合板を切って、上から重ねて貼る

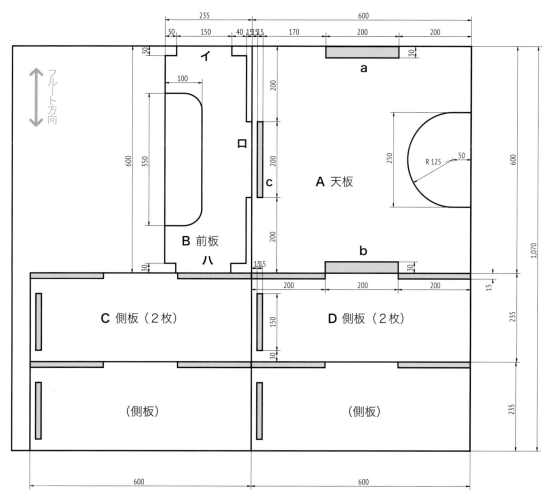

図14　カットアウトテーブル　部品配置〈例〉　1/10スケール（単位：mm）

（2）書見台［図15］

　机の上で本を読む時に読みやすい角度に本を開いて固定する目的で書見台を使います。合板を使って作ることもできますが、強化段ボールを使えば1時間程度で製作できます。木製の場合は蝶番（ちょうつがい）やネジなどの金物が必要ですが、強化段ボール製の書見台は金物などの部品を使わずに、カッターナイフだけで簡単に作れるのが利点と言えるでしょう。

【完成図】

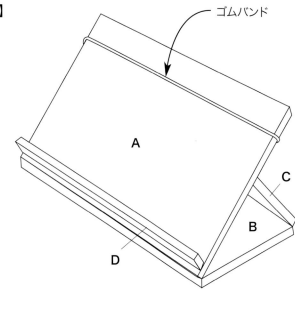

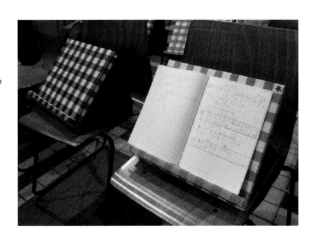

【作り方】
① 本を開いたサイズより若干広く天板の寸法を決める
② 天板の長辺に合わせて底板をとる
③ 底板の長辺に合わせて角度調整板をとる。この寸法で天板の角度が決まる
④ 天板、底板、角度調整板を繋いだ長方形を切り取る
⑤ 天板と底板、底板と角度調整板の折り曲げ線（X、Y）に沿って、裏側のライナー1枚だけを残してカッターナイフで切る
⑥ 本を載せる縁板を切り取る
⑦ 天板の角度固定用ストッパーを切り取る
⑧ 天板に縁板を差し込むホゾ穴（a、b）を開ける
⑨ 天板の裏側に角度固定用ストッパーのためのホゾ穴を2～3カ所15mm幅で3層カットする

【製作上のポイント】
1) 開いた本が閉じないようにするには、天板にゴムバンドを横向きに取り付けるとよい
2) 天板と縁にテーブルクロスやビニールシートを貼ると耐久性が増す

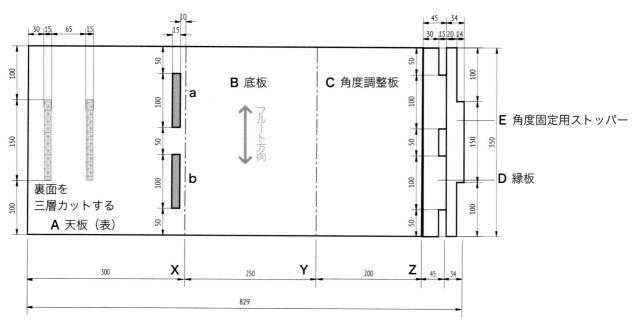

図15　書見台　部品配置〈例〉1/7スケール（単位：mm）

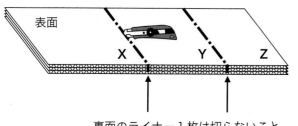

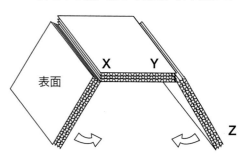

3. 自助具

　自助具の製作には木、金属、プラスチックがよく使われますが、加工するには工具や工作機械が必要です。工具が揃っていない医療機関で、製作時間や予算も限られている場合、あるいはサイズの大きな自助具を作りたい時は、強化段ボールは有効な材料になるでしょう。日常生活活動（ADL）の自立を促すために、食事動作をしやすくするテーブルの工夫、車椅子や便器への移乗を容易にする移乗用踏み台などは、合板で作るとコストと時間がかかりますが、強化段ボールを使えば短時間で安く製作することができます。

（1）補高テーブル［図16］

　筋力の弱い筋ジストロフィーや不随意運動がある脳性麻痺の人が食事をするときにテーブルを適度に高くすると、前腕や肘が支えられるので、食事の自立に繋がることがあります。

　天板に皿や椀が固定できるような穴を開けることもできます。天板の表面はテーブルクロスでカバーするとお茶や汁をこぼしたときに拭き取りやすく、保守管理が容易になります。

【完成図】

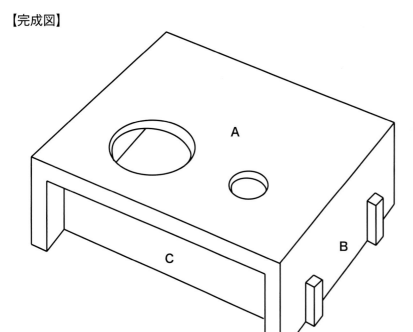
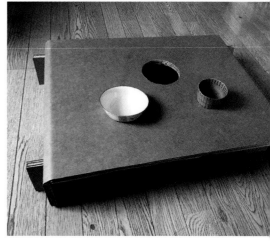

【作り方】
① 食事をするときのテーブルのサイズ、食器の置き方などから天板のサイズを決める
② 補高する高さと同じ寸法の側板を天板の左右に繋いで描く
③ 天板と側板を合わせた長方形を切り取る
④ 側板を折り曲げる線に沿って20mm幅で2層カットする
⑤ 側板を直角に固定する補強板を切り取る
⑥ 側板のホゾ穴（a、b、c、d）に補強板2枚を差し込む

【製作上のポイント】
　皿やコップなどの食器を動かないようにするため、天板に食器の形状に穴を開けて固定する方法もある。
　このとき食器が穴に沈み込み過ぎないようにカットする。

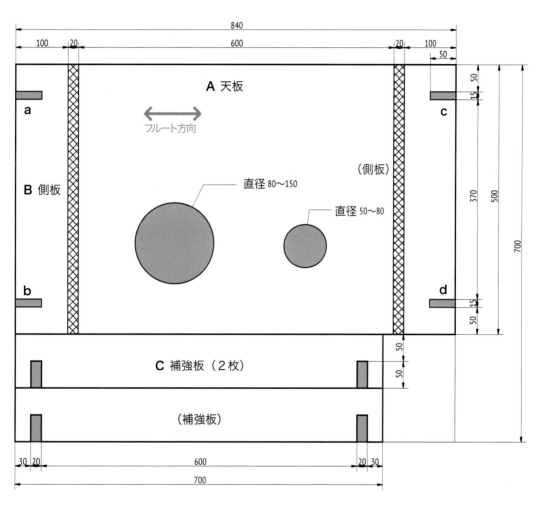

図16 補高テーブル　部品配置〈例〉 1/7スケール（単位：mm）

3．自助具　43

（2）移乗用踏み台 ［図17］

　下肢に麻痺のある人が床から車椅子やトイレに移乗するときに踏み台（ステップ）があると移乗しやすくなります。玄関の上がり框（かまち）が昇降しにくい人に対して、手すりと共に踏み台を設置することも有効です。強化段ボールを使って簡単な踏み台を作ることができます。

　天板の中央に補強板を入れると天板の凹みや撓（たわ）みを防ぐことができますが、長期間使用すると表面の凹みが大きくなるので注意が必要です。

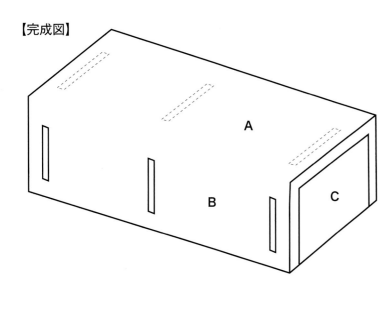

【完成図】

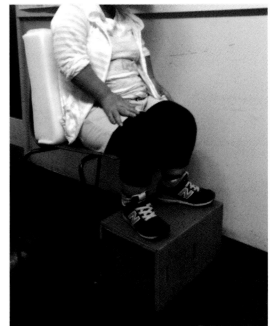

製作および使用例

【作り方】
① 踏み台の幅、奥行き、高さを決める
② 天板の長辺に側板を繋ぎ、2層カットとホゾ穴の線を描く
③ 天板と側板を合わせた長方形を切り取る
④ 天板と側板の折れ線に沿って20mm幅で2層カットする
⑤ 天板のホゾ穴（a、b、c）は1枚残しで、側板は裏まで貫通したホゾ穴（d～j）を開ける
⑤ 補強板3枚を切り取る
⑥ 補強板3枚を天板のホゾ穴に、ついで側板のホゾ穴に差し込み、ボンドで接着する

【使用方法】
　天板の上面にコルクマットや厚さ5mmの合板を貼ると、足で踏んだ跡の凹みが少なくなる

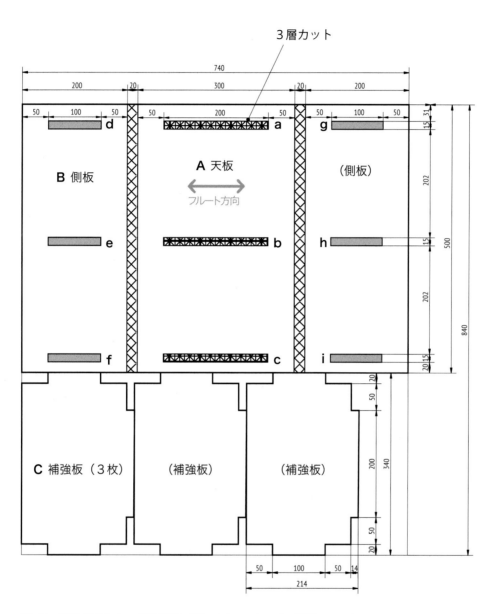

図17 移乗用踏み台　部品配置〈例〉1/7スケール（単位：mm）

3．自助具　45

4. 訓練具

　リハビリテーションや療育の現場ではＰＴ、ＯＴ、ＳＴ、臨床心理士などが、目的に合わせて様々な訓練具を使用しています。ほとんどはリハビリテーション機器の専門メーカーが市販している高価な製品です。しかし対象者の能力や訓練の目的に合わせてオーダーメイドしたいと考えているセラピストも少なくないと思われます。

　例えばバランスボードは立位でのバランス訓練に使うことが多いのですが、臥位でも使えるサイズや座位で足の下に置いて関節可動域のエクササイズに使う小型の製品は市販されていないので、強化段ボールを使えば簡単に製作することができます。また腹臥位での姿勢保持やアキレス腱のストレッチで使う三角板、四つ這い移動で使うクローラーも対象者に合わせたサイズに製作するときに強化段ボールは有効な材料になります。

（１）バランスボード（小）［図18］

　立位バランスの訓練でよく使用される用具がバランスボードです。一般的に木製がほとんどですが、強化段ボールで作ったバランスボードも短期間の使用でしたら十分です。

　側面のアール（曲線部分）は対象者の運動能力に合わせて半径を変えて製作します。半径が長いほど揺れが小さく、半径が短いほど揺れが大きくなります。体重が重い利用者に使うときは側板と天板を２枚重ねてボンドで貼り合わせると強度と耐久性が上がります。

【完成図】

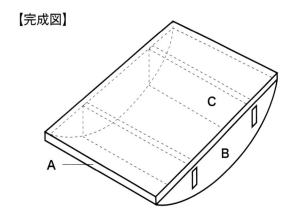
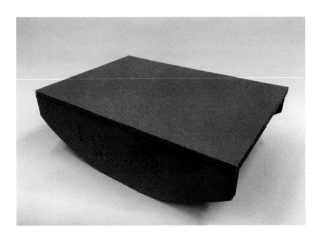

【作り方】
① 天板のサイズと側板のアール（曲線部の半径）を決める
② 天板、側板、補強板の切り取り線を描く
③ 天板、側板２枚、補強板２枚を切り取り、ホゾ加工をする
④ 側板のホゾ穴に補強板を差し込み、木工用ボンドで固定する
⑤ 天板と、④の側板と補強板を固定したものとをボンドで接合する
⑥ 側板の円弧部分を布テープで貼って補強する

【製作上のポイント】

　天板に厚さ5mm以上の合板またはコルクマットやパンチカーペットなどを貼ると、体重をかけた時の段ボールの凹みが緩和され耐久性が増す。

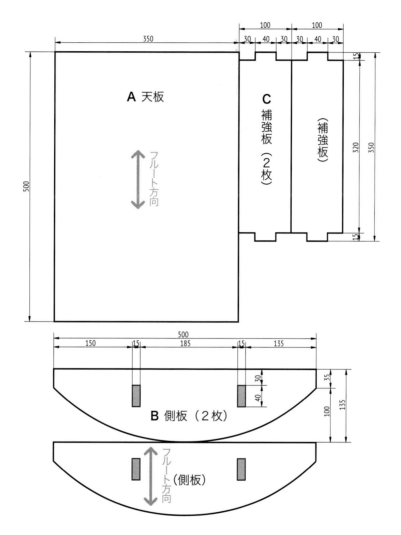

図18　バランスボード（小）　部品配置〈例〉1/7スケール（単位：mm）

（2）バランスボード（大）［図19］

　一般的にバランスボードは立位で使用しますが、立位保持ができない重度障害児を対象として、座位や臥位で乗って揺らすことのできる大型のバランスボードは、強化段ボールで比較的簡単に製作できます。

　天板の面積が広いため、側板を2枚重ね、天板の中心線に沿って補強板を加えると強度が向上し、子どもが中央に乗った時の天板の凹みが防げます。さらに接合部を木工用ボンドで接着し、床と接触する曲面の断端部に布テープを貼ると耐久性が増します。

【完成図】

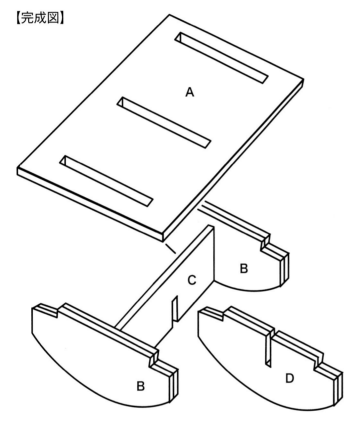
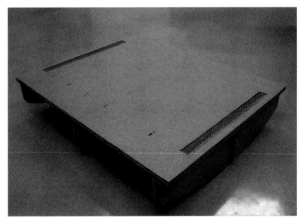

【作り方】
① 天板のサイズと側板のアール（R：曲線部の半径）を決める
② 天板、側板、補強板の切り取り線を描く。このとき天板と補強板（C）のフルート方向は長辺方向に、補強板（D）のフルート方向は短辺方向に取る
③ 天板、側板4枚、補強板（C、D）3枚を切り出し、ホゾ加工をする。天板のホゾ穴（a、b、c）は側板2枚を重ねて差し込むため、幅は30mmとなる
④ 側板のホゾ穴に補強板（C）を差し込み、木工用ボンドで固定する
⑤ 天板のホゾ穴に側板と補強板（D）を差し込み、ボンドで固定する
⑥ 側板の円弧部分を布テープで貼って補強する

48　2章　強化段ボールで作るテクノエイド

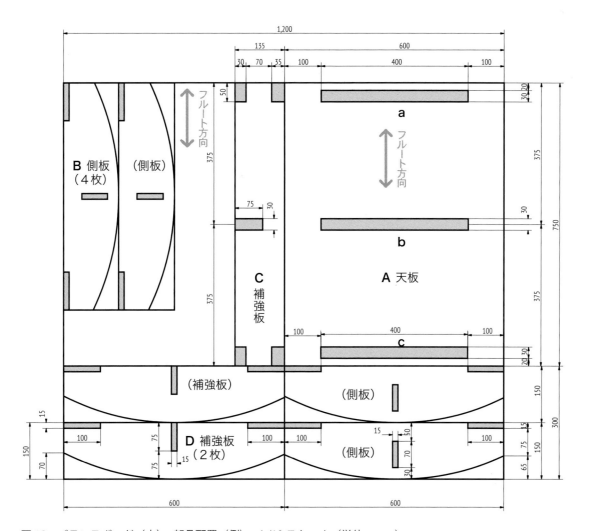

図 19　バランスボード（大）　部品配置〈例〉　1/10 スケール（単位：mm）

（3）バランスボード（全方向型）［図 20］

　一般的なバランスボードは一方向にしか揺れませんが、全方向に揺れるように作ることもできます。

　天板は円形に切り取り、半円形に切り取った側板を十字形に組み、天板の裏側にホゾ組みで固定します。側板を十字に組んだだけではスムーズに揺れないので、十字の間に45°の角度をつけて半円形のパーツを加えるとよいでしょう。ホゾ組みと接着を工夫すれば丈夫な構造になります。

【完成図】

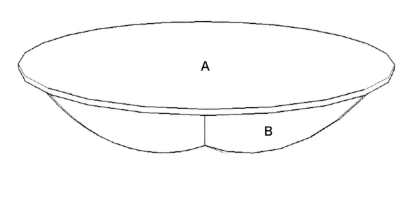
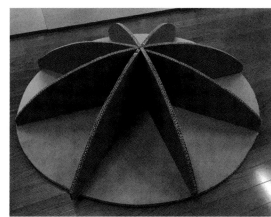

ベース板4枚の製作例

【作り方】
① 強化段ボールの中心に押しピンを指し、ピンに長さ700mmの紐を結んで留め、反対側に鉛筆を縛って、半径600mm（直径1200mm）の天板を描く
② 天板の中心から十字形にホゾ穴（a、b、c、d）を15mm幅で3層カットする
③ 電動ナイフカッターで円に合わせて切る
④ 天板と同じ方法で半径750mmの円弧状のベース板を描く
⑤ 電動ナイフカッターで円弧部を切る
⑥ ベース板は中心で十字形に組めるよう、ホゾ穴（e、f）を上下に開ける
⑦ ベース板を十字に組む
⑧ 天板のホゾ穴にベース板のホゾ（イ、ロ、ハ、ニ）を差し込んで組み、ボンドで接着する

【製作上のポイント】
　円弧状のベース板（C）を4枚切り取り、十字に組んだベース板の間に45°の角度で取り付けると、揺れがスムーズになる（写真）。

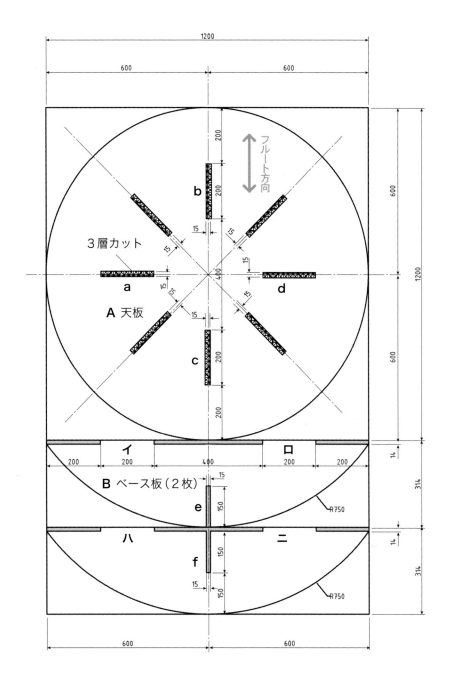
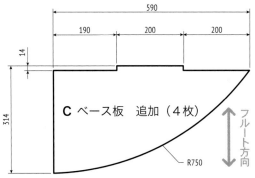

図20　バランスボード（全方向型）　部品配置〈例〉（単位：mm）

4. 訓練具

（4）三角板（ウエッジ）［図21］

　運動機能訓練のなかで使用頻度の高い訓練具の一つに三角板があります。ほとんどの製品は木製ですが、強化段ボールでも簡単に製作できます。三角板のサイズと角度は自由に設定でき、安価で軽量という利点もあります。

　まず三角板の長さ、幅、高さを決めます。天板と前板は1枚の長方形を折り曲げて作ります。前板の高さによって角度が決まります。天板と前板の角度を固定する三角形の側板をボンドで接着します。

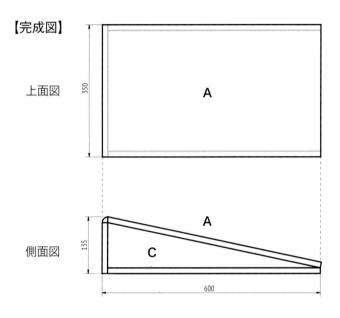

【完成図】

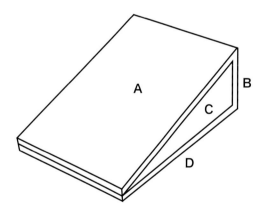
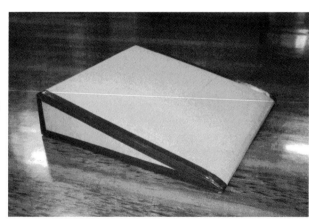

【作り方】
① 天板と前板のサイズを決め、連続した長方形にする
　・天板と前板の間に25mm幅の2層カットの線を引く
　・フルートは長辺方向に取る
② 天板と底板の長方形を切り取る
③ 天板と側板の間の折れ線を2層カットする
④ 側板の三角形（2枚）を切り取る
⑤ 天板と前板を45°程度折り曲げる
⑥ 側板の3辺に木工用ボンドをたっぷり塗る
⑦ 天板の裏側に側板と補強板の長辺を貼り、前板を折り曲げて短辺を貼る
⑧ 前板と側板の下に底板を貼り、布テープでしっかりと押さえながら固定する

【製作上のポイント】
側板と同じ形の三角形を天板の中央に追加すると強度が増す。

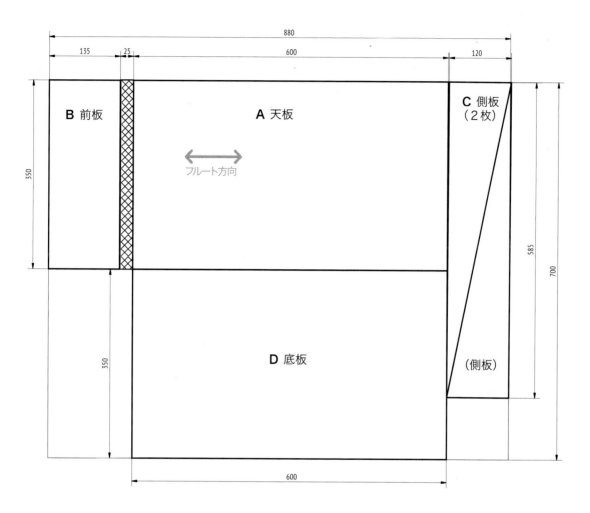

図21　三角板（ウエッジ）　部品配置〈例〉　1／7スケール（単位：mm）

（5）クローラー［図22］

　四つ這い移動を補助する訓練具としてクローラー（crawler）があります。対象となるお子さんに四つ這い位を取らせて腋窩から手掌までの高さ（H_1）、腹部から膝までの高さ（H_2）、腋窩から骨盤の上前腸骨棘（じょうぜんちょうこつきょく）までの長さ（L）、胸部の幅（W）を計ります。これらの寸法を基にして台形状の箱を作ると腹臥位保持具になります。

　クローラーにする場合は、箱の底面に合わせて厚さ15mmの合板をボンドで接着します。合板の四隅に40mm径のキャスターを木ねじで固定します。クローラーに乗ったお子さんの手が床につくような高さに設定します。箱の側面を上面よりも50mmほど高くすると、お子さんが移動している時に体幹が左右にずれることを防ぎます。箱の上面に厚さ20mmのウレタンフォームを貼ると胸部や腹部にかかる圧迫を軽減できます。

　お子さんが四つ這いをする時の動作を見てクローラーの高さや形を変えて調整するとよいでしょう。

【完成図】

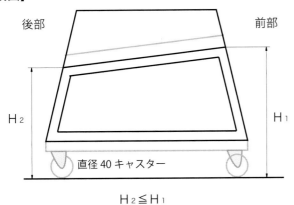
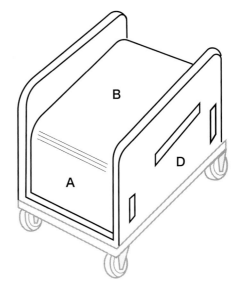

【作り方】
① 対象児の身体寸法に合わせて体幹サポートの寸法を決める
　・体幹サポートの幅　胸部の幅（W）＋20mm
　・同上　長さ　腋窩から上前腸骨棘までの距離（L）−20mm
　・同上　高さ（前部）　H_1−70mm（キャスターと板厚を含む）
　・同上　高さ（後部）　H_2−70mm（キャスターと板厚を含む）
② 側板のサイズを決める
　・側板前部の高さ　体幹サポートの高さ（前部）＋50mm
　・側板後部の高さ　体幹サポートの高さ（後部）＋50mm
③ 体幹サポートの長方形を切り取り、折り曲げ線を20mm幅で2層カットする
④ 体幹サポートの側面をホゾ加工（イ、ロ、ハ、ニ、ホ、ヘ）する
⑤ 側板と底版を切り取り、折り曲げ線を20mm幅で2層カットする
⑥ 底板の左右の側板を直角に折り曲げ、体幹サポートの固定位置を決める
⑦ 側板の内側に体幹サポートを固定するホゾ穴（a、b、c）を開ける
⑧ 側板に体幹サポートのホゾを差し込み、木工用ボンドで固定する
⑨ 底板に合わせて厚さ15mmの合板を切り取る
⑩ 合板の四隅にキャスターを木ネジで固定する
⑪ 合板の上に体幹サポートを載せ、ボンドで固定する

体幹サポート

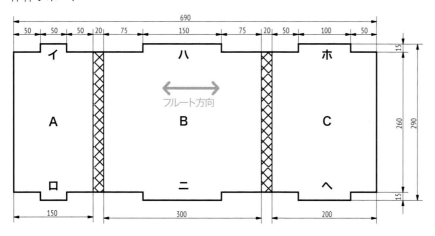

側板−底板

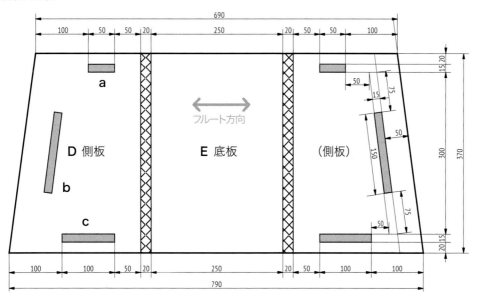

底板（t：15合板）

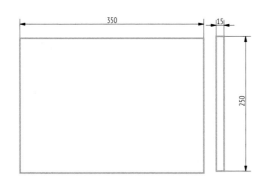
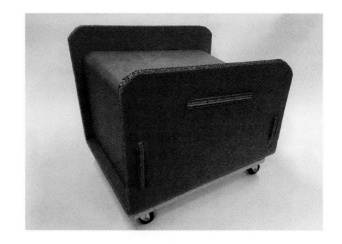

図22　クローラー　部品図　1/7スケール（単位：mm）

4．訓練具

5. 遊具

　強化ダンボールは遊具を作る素材として優れた特性があります。まず安全性が高いことです。子どもは夢中で遊んでいるときに遊具にぶつかったり、転ぶことは頻繁にありますが、強化段ボールの衝撃吸収性によって子どもの体に与える影響を最小限に抑えます。また強化段ボールの表面に使われているライナーはピュアパルプ製で耐水加工もされているので、皮膚に優しく汗や汚れにも強い素材です。しかし長期間にわたって子どもが遊ぶうちに、表面が凹んだり、角の部分が壊れることがあります。この場合は表面に塩ビシートや薄手の化粧合板を貼るか、壊れた部分を強化段ボールで作り交換することで修理できます。

（1）滑り台 ［図23］

　滑り台は子どもの遊具の定番といえますが、金属、木、プラスチックを使った製品がほとんどです。強化段ボールを使うと安全で軽量な滑り台を作ることができます。

　斜面（スロープ）の側面と中央部の斜面の角度に合わせた三角形の補強板をホゾ組みします。このとき斜面の表面にホゾが出ないようにホゾ穴は2層または3層カットし、表面のライナーを残します。斜面の横方向にも1枚ないし2枚の補強板を差し込むとより強度は増します。

　斜面の頂点に合わせて踊り場（プラットフォーム）とそこまで登るための踏み台（ステップ）を設置します。踏み台は「3.自助具」の（2）で紹介した移乗用踏み台（p.44参照）がそのまま使えます。踊り場と踏み台も中央部に補強板を入れると踏み面の中央が凹まずに強度が増します。ただし子どもは5歳以上になると斜面や階段を激しく登り下りするので段ボールの表面が凸凹し始め、接合部や角が捲（まく）れ上がることがあります。

　子どもが滑る表面に塩ビシートや化粧合板を貼ると滑りと耐久性が向上します。斜面と階段の縁は布テープや丈夫な紙を貼って補強すると長期間の使用に耐えるでしょう。

【作り方】

① 斜面の側面を支える三角形の側板（C）を2枚切り取る
② 斜面の中央を縦に支える三角形の補強板（D）を切り取る
③ 斜面の中央を横に支える長方形の補強板（F）を切り取る
④ 斜面の天板（B）を切り取る。中央のホゾ穴（a、b）は3層カットする
⑤ 補強板Dに補強板Fを差し込む
⑥ 補強板Fの左右のホゾに側板2枚を差し込み、木工用ボンドと布テープで固定する
⑦ 側板と補強板Dのホゾに合わせて天板を差し込む
⑧ 踊り場（A）の前面、上面、後面を合わせた長方形を切り取る
⑨ 踊り場の側面と中央を支える補強板（E）を切り取る
⑩ 踊り場の上面のホゾ穴（c、d、e）に補強板Eを3枚差し込む
⑪ 踊り場の前面と後面の板を折り曲げながらEのホゾを差し込み、ボンドと布テールで固定する

【製作上のポイント】

　斜面と踊り場は布テープでしっかりと固定する。200×200×500の箱を作り、踊り場の前に固定すると踏み台になる。

【完成図】

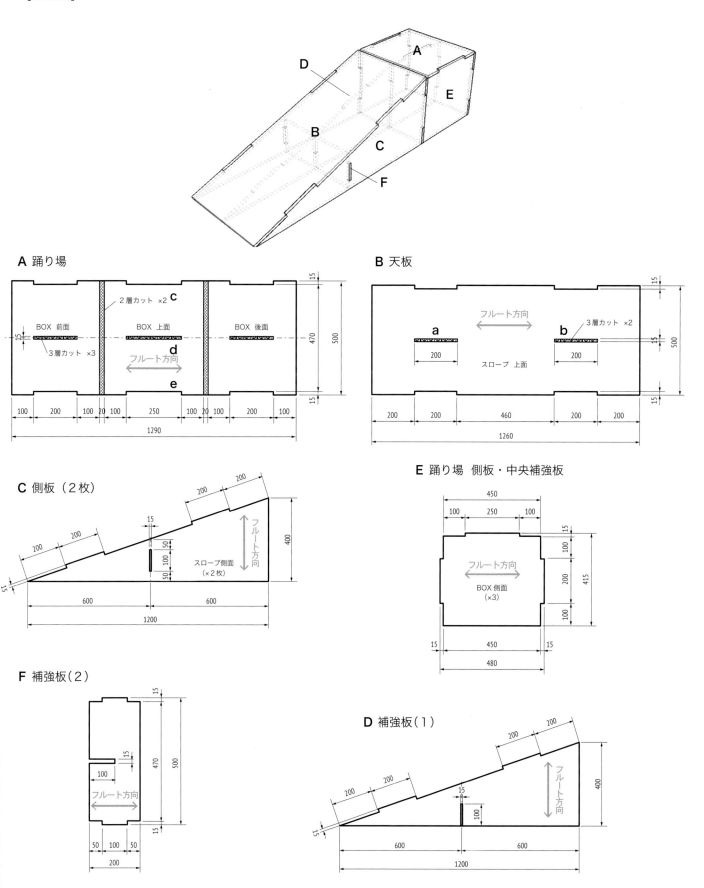

図 23 滑り台 部品図 （単位：mm）

（2）揺りかご［図24］

　赤ちゃんの入眠を促すベビーベッドのバリエーションとして揺りかごがあります。またシーソーのように中に乗って大きく揺らす遊具は昔の公園でよく見かけました。子どもがダイナミックに揺らす遊具は事故が起きてからは、次第に公園から姿を消しています。室内で子どもが乗って、安全に大きく揺らすことのできる遊具を強化段ボールで製作することができます。

　この揺りかごは5歳以下の子どもが4人乗ってもびくともしない丈夫な構造です。子どもが乗るところは側板と底板3枚で箱状になっているので、座位保持のできない重度障害児を乗せても姿勢が安定するので、安心して揺れを楽しむことができます。側板の中央から子どもが外を見られるように凹ませ、両側を半円状に高くしたので形がカシューナッツに似たことから「ナッツロール」と名付けました。

【完成図】

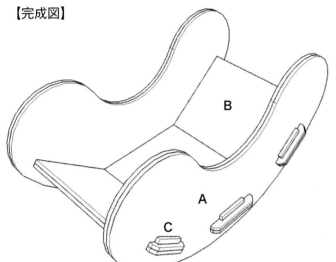
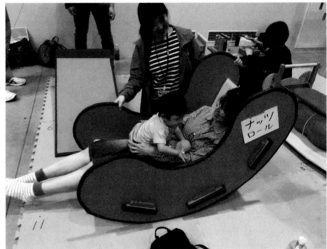

図25　揺りかご（ナッツロール）

【作り方】
① 1300mm×1250mmの原板をフルートの方向が短くなるように2等分する
② 2等分した長方形の側板の長辺に接する半径700mmの円を描く
③ 長方形のもう一方の長辺に接するように半径255mmの円を3つ連続して描く
④ 図面通りにホゾ穴を6カ所描き、くり抜く
⑤ 側板の円弧を電動ナイフカッターで切る
⑥ 長方形の底板6枚を切り取り、両端に幅200mm長さ45mmのホゾを作る
⑦ ホゾの中央にホゾ留め用の穴を開ける
⑧ 凸字型のホゾ留めを6個作る
⑨ 側板のホゾ穴に底板を2枚重ねて差し込み、ホゾ留めで固定する

【製作のポイント】
1）側板をもう2枚作り、側板を2枚重ねる強度と耐久性が向上する
2）切断面は布テープでカバーし補強する
3）底板の上面に厚さ20mmのウレタンフォームを敷き、ビニールレザーや布でカバーすると揺らした時の当たりが柔らかくなる

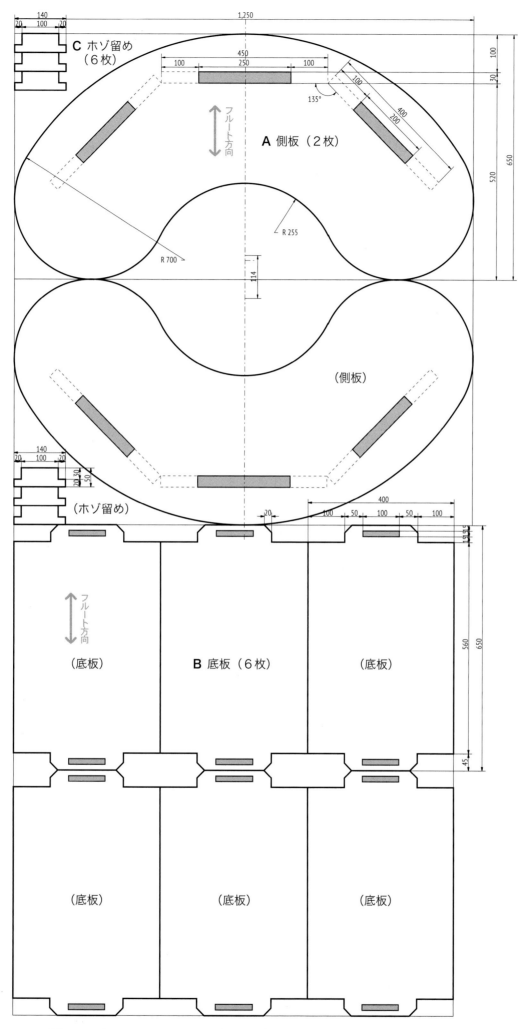

図 24　揺りかご（ナッツロール）　部品配置〈例〉　1/10 スケール（単位：mm）

5．遊具　59

（3）トンネル［図26］

　子どもは狭いところに入り込んだり、潜り抜けることを好みます。狭い穴をくぐり抜けるときに、自分の身体の大きさや位置関係を認知する能力であるボディーイメージや身体図式といった感覚を学びます。トンネルの遊具はくぐり抜ける穴の大きさや形を変えることで、様々な運動能力や体性感覚を引き出すことができます。

　強化段ボールで1辺が500mm程度の立方体（キューブ）を作り、1面ないし2面に丸や四角などの穴を開ければトンネルになります（図26、トンネルキューブ）。この箱は子どもが中に入って遊ぶ隠れ家のような小さな空間にもなるでしょう。

　図27は学生の作品で、サイズを変えた3種類のキューブを製作し、3個のキューブを連結して長いトンネルにすることも、単独で遊ぶこともできます。3個のキューブは背板がないので、入れ子状に一つのキューブの中に収納することができます。

【完成図】

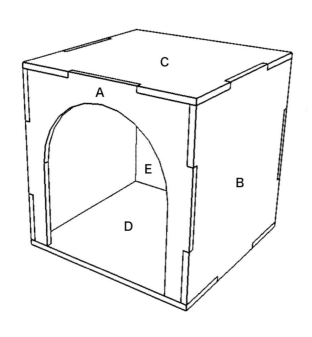

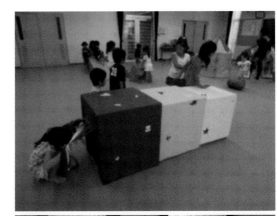

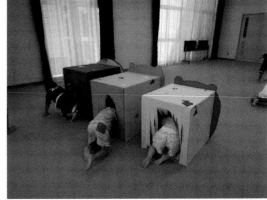

図27　わくわくトンネル

【作り方】
① 1辺が500mmの正方形を6枚切り取る（前板1枚、側板2枚、天板1枚、底板1枚、背板1枚）
② 正方形の3辺を図面通りホゾ加工する
③ 前板と背板に幅380mm、高さ390mmの穴を開ける
④ 底板のホゾに合わせて側板2枚と、前板および背板を差し込み、木工用ボンドと布テープで固定する
⑤ 側板、前板、背板のホゾに合わせて天板を差し込み、ボンドと布テープで固定する
⑥ 接着した辺に沿って布テープを貼り補強する

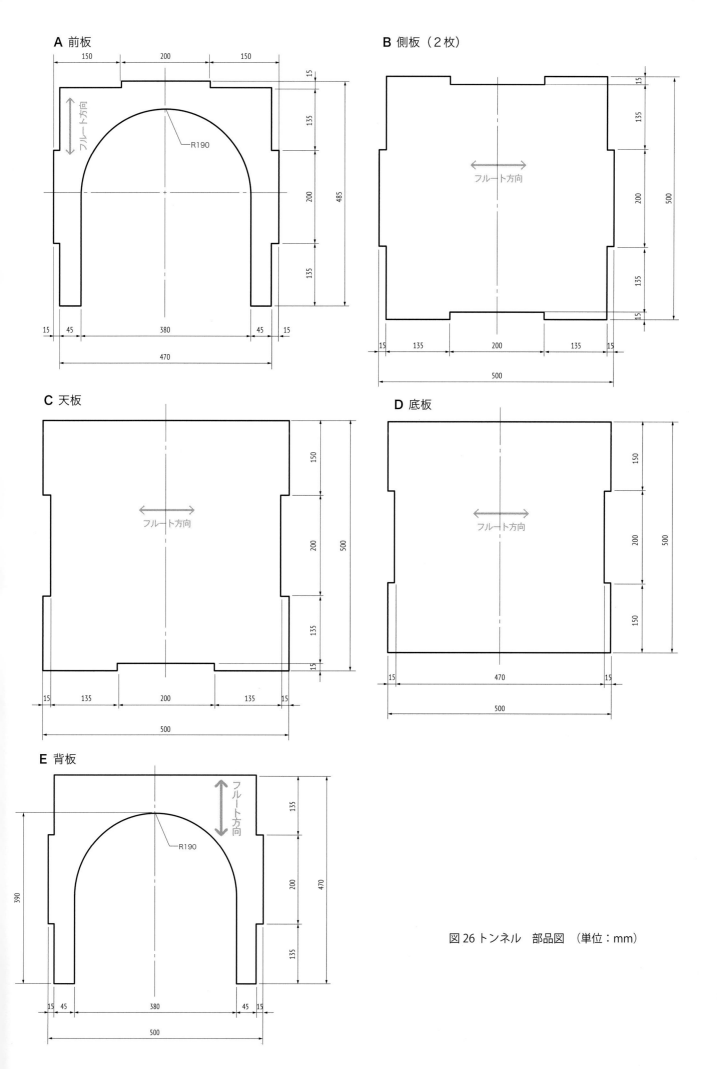

図 26 トンネル　部品図　（単位：mm）

5. 遊具　61

（4）シーソー［図28］

　公園ですっかり見かけなくなった遊具の一つにシーソーがあります。1枚の板の中心に支点があり、左右に子どもがまたがって乗り、上下に揺らして遊ぶ単純な遊具ですが、子どもたちに人気がありました。

　強化段ボールは幅を狭くすると折れやすいので、幅250mm、長さ1300mmの長方形に切った板を2枚から3枚重ね、木工用ボンドかホットメルトでしっかりと接着します。支点となる部分は、幅300mm、長さ716mmの段ボールの2カ所を2層カットまたはV字カットして折り、三角柱を作ります。接合する部分はボンドと布テープでしっかりと固定します。支点の強度を高めるため、三角柱の内側に合わせて三角形を切って、2カ所ないし3カ所に嵌め込んで補強するとよいでしょう。

　留め具（D）をW型に加工し、天板（B）の裏に差し込み、ボンドで固定します。天板の左右2カ所にナイロンベルトで取っ手を付けると子どもがシーソーを揺らすときに姿勢が安定するでしょう。

【完成図】

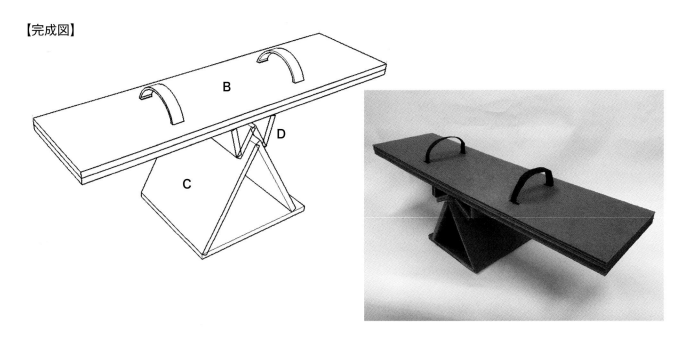

【作り方】
① 天板となる長方形を2枚（A、B）切り取る
② （A、Bに）ベルトを通す長穴を4カ所開ける
③ 天板Aには三角柱の留め具を固定するホゾ穴を2カ所（a、b）開ける
④ 三角柱の支柱となる長方形（C）を切り取り、2カ所を25mm幅で2層カットする
⑤ 2層カットの線にあわせて折り曲げ、ホゾ（イ）をホゾ穴cに差し込み固定し三角柱の支柱を作る
⑥ 支柱の頂点を固定するW型の留め具を作り、天板の裏側のホゾ穴a、bに差し込む
⑦ 三角柱の支柱の頂点に天板の中心を合わせてセットする
⑧ 幅30mmのナイロンベルトを天板の長穴に通し、適当な長さで結び固定する

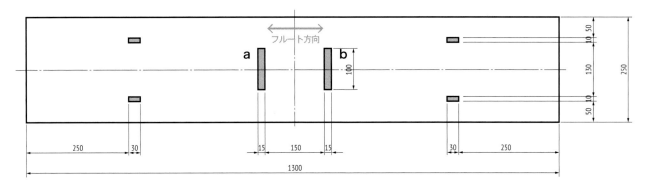

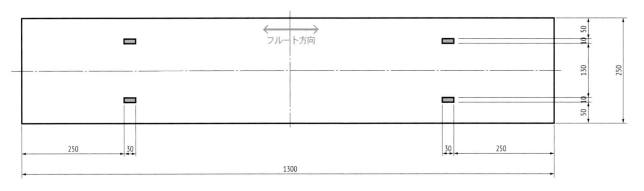

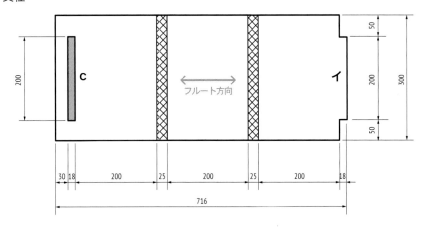

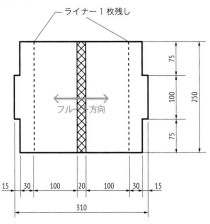

図28 シーソー 部品図 （単位：mm）

（5）カヌー［図 29］

【目的】
　強化段ボールの表面になるライナーは耐水処理をしているので、オイルなどの運搬に使われることもあります。そこで強化段ボールを使い簡単な舟やカヌーを作ることができます。段ボール内部のフルートは水に弱いので、切断面は耐水処理をする必要があります。フルートの中に水が入ると強度が落ちるため、短期間の使用にしか耐えません。

【完成図】

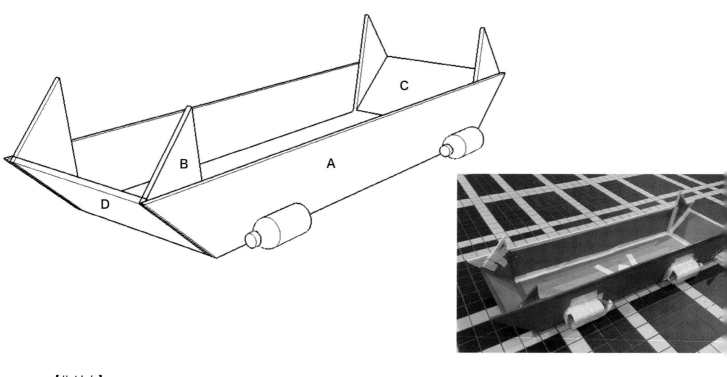

【作り方】
① 1000mm×2000mmの強化段ボールの4隅をa、b、c、dのように対角線に切る
② 長方形の長辺の内側250mmに沿ってXの2カ所で2層カットする
③ 短辺は両端から250mm内側をYの2カ所で2層カットする
④ 長辺の両「側面」を折り込み線から内側に90°折る
⑤ 短辺の三角形・Bの部分を内側に折り、前面と後面を45°内側に折る
⑥ Bの外側と側面の内側を木工用ボンドで接着し、布テープで補強する
⑦ すべての縁と接合面を布テープでカバーし、水がフルートの中に入らないようにする
⑧ カヌーの4隅に2Lのペットボトル4本を固定する
⑨ 竹または紙管と強化段ボールを使ってパドルを作る

【製作上のポイント】
1）2層カットは裏面まで切らないように気をつける
2）左右の側面と前面・後面の三角部分Bをボンドでしっかり接着し、すぐに布テープで補強する
3）段ボールの切断面はすべて布テープで水が入らないようにカバーする

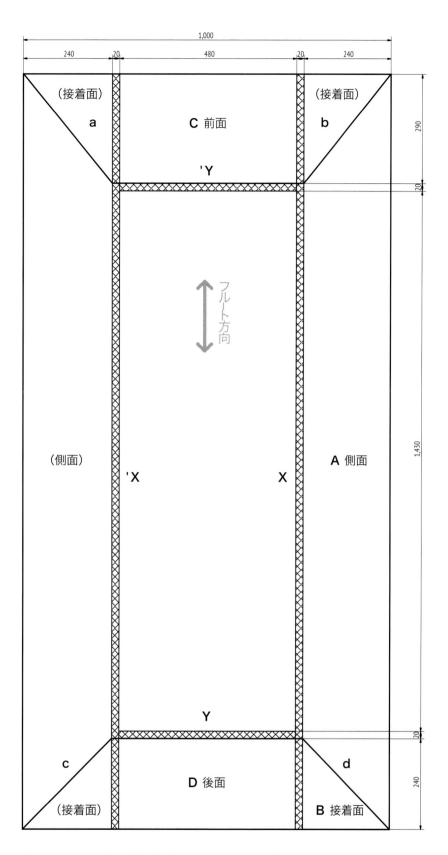

図29　カヌー　部品配置〈例〉　1/10スケール（単位：mm）

5．遊具　65

（6）クーゲルバーン（ビー玉転がし）［図 30］

　子どもたちに最も人気のあるおもちゃはクーゲルバーン（ビー玉転がし）と言ってもよいでしょう。ただ斜面に沿ってビー玉を転がすだけの遊びですが、子どもはその動きに不思議な魅力を感じ取るようで、飽きずに何度もビー玉を転がして長時間遊び続けます。

　炭酸飲料を入れるペットボトルの上部を切り取り、逆向きにしてビー玉を転がす斜面の下に固定すると、ビー玉がしばらく回転しながら落ちていきます。強化段ボールを使うと比較的短時間でクーゲルバーンを作ることができます。

【完成図】

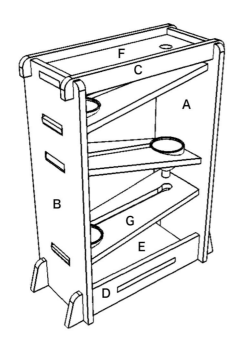 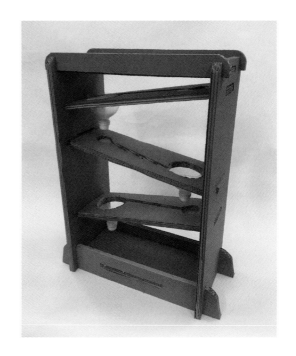

【作り方】
① 側板2枚（A、B）を切り取り、天板と斜面板を固定するホゾ穴を開ける
② 側板を上下から固定する補強板4枚（C2枚、D2枚）と底板を切り取る
③ 天板1枚と斜面板3枚を切り取り、両端にホゾを作る
④ 斜面板にペットボトルを固定する円形の穴を開ける
⑤ 斜面板の2層だけ剥ぎ取り、直径30mm、幅15mmのビー玉の転がる道を作る
　・ビー玉の道は円形の穴に接するように斜めに作る
⑥ 飲料用2Lのペットボトル（H）を上から90mmの所で切り取る
⑦ 側板A、Bに天板と斜面板3枚を差し込む
⑧ 補強板Dに底板と側板を差し込み固定する
⑨ 補強板Cを側板に差し込む

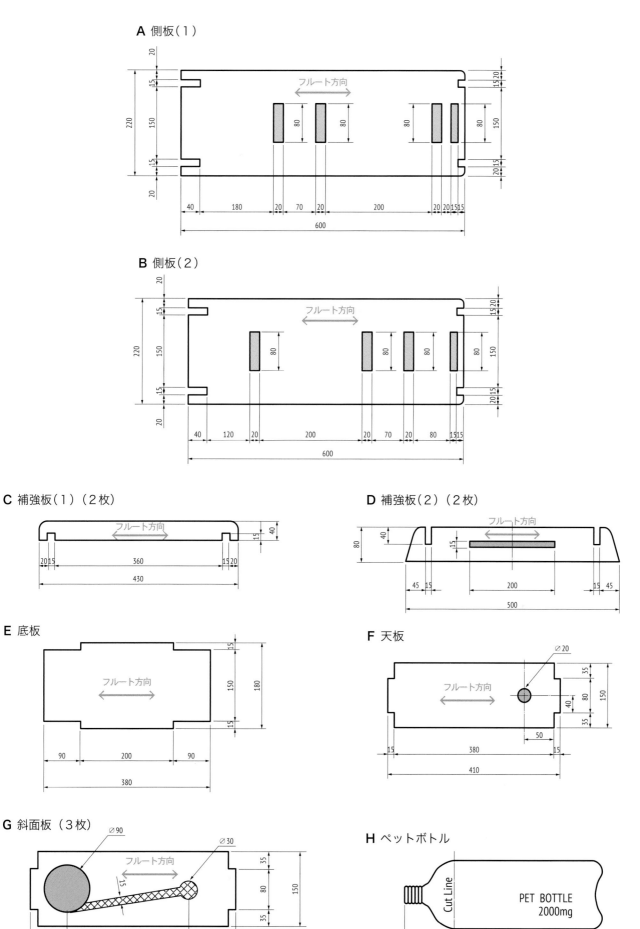

図30 クーゲルバーン（ビー玉転がし）部品図 （単位：mm）

（7）プレイハウス［図31］

　就学前の幼児は狭い空間に入って遊ぶことを好みます。幼児が4人くらい入って遊ぶことのできる簡易的な小屋（プレイハウス）は、定番の1300mm×1250mmの強化段ボール4枚で作れます。さらに2枚を追加すれば屋根をつけることもできます。強化段ボールの壁はカッターナイフを使って簡単にドアや窓を作ることもできます。

【完成図】

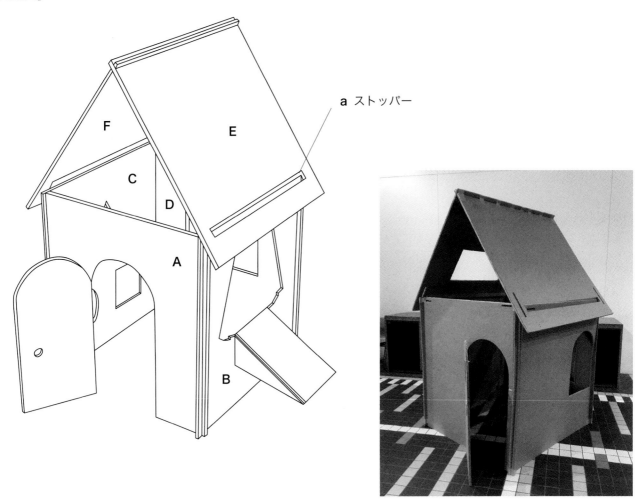

【作り方】
① 1300mm×1250mmの3層強化段ボールを6枚用意する
② 4枚の板（A～D）の1300mmの辺の内側50mmに幅16mm、長さ650mmの切り込みを入れる（イ～チ）
③ 4枚の壁の板にドア、窓などを加工する
④ 切り込みに合わせて板を1枚ずつ差し込み、小屋の四方の壁を組み立てる
⑤ 2枚の板（E、F）にストッパーa、bを作り、切り込み（リ、ヌ）に合わせて差し込んで屋根を作る
⑥ 壁の上端に屋根のストッパーa、bを合わせて載せる

【使用方法】
ⅰ テーブル、椅子、キッチンセットを入れると楽しい空間になる
ⅱ 一つの窓から滑り台を付けるとダイナミックな遊具にもなる

68　2章　強化段ボールで作るテクノエイド

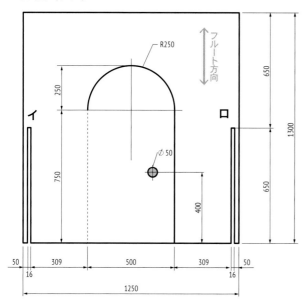
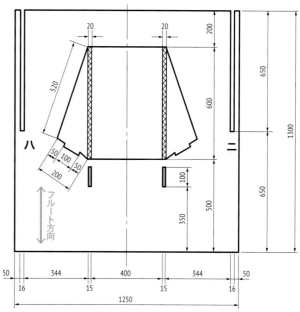
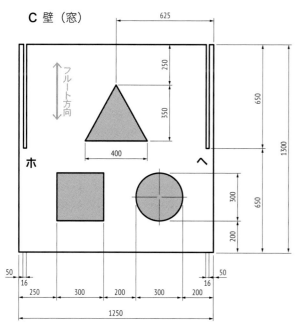
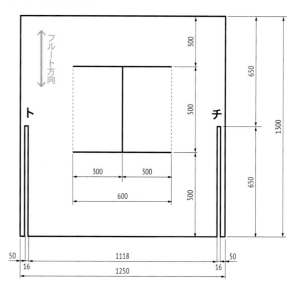
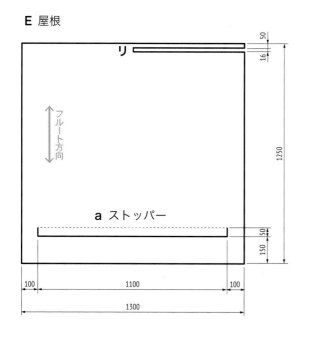
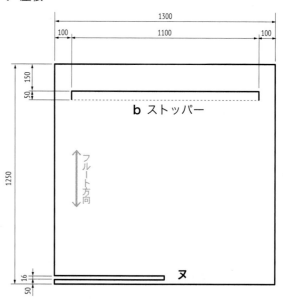

図 31　プレイハウス　部品図　（単位：mm）

5．遊具

（8）ボッチャランプ ［図32］

　パラリンピックの正式競技にもなっているボッチャは、重度の障害のある人でも参加でき、しかも技術や戦略も必要な奥の深いスポーツです。通常は赤か青のボールを白いジャックボールに向けて投げるか転がすのですが、ボールを持てなくてもプレイできるように、ランプという斜面台を使うことが許可されています。

　このランプは強化段ボールでも簡単に作ることができますが、あまり精度は高くないので競技用というより、誰でもボッチャを楽しむための入門用あるいはレクリエーション用という位置付けで製作することをお勧めします。

　斜面は1300mmから2000mmまで自由に設定できますが、収納するために分割や折りたたむことも可能です。

【完成図】

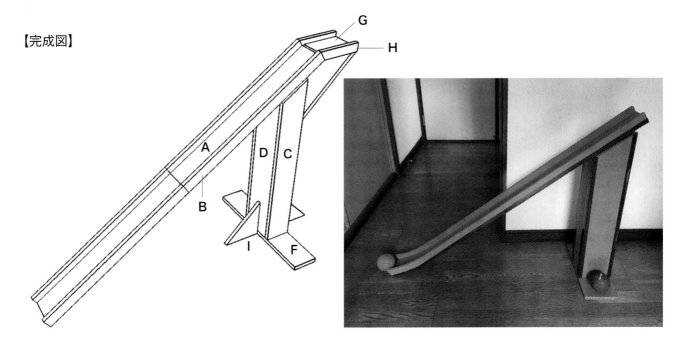

【作り方】
① 斜面1枚とガイド板4枚を切り取る
② 斜面の上部に支柱を固定するホゾ穴（a、b）を3層カットで開ける
④ 支柱の側板（C）2枚と前板（D）、背板（E）を1枚切る
⑤ 支柱・側板の下端、支柱・前板と背板の上端にホゾ加工する（イ、ロ、ハ）
⑥ 支柱を立てる底板を切り取る
⑦ 斜面の両側にそれぞれガイド板2枚をボンドと布テープで固定する
⑧ 支柱・側板2枚に前板と背板をボンドと布テープで接着し、四角柱の支柱を作る
⑨ 支柱のホゾに合わせて底板と斜面を差し込む
⑩ ボール台（G）を切り取る
⑪ ボール台Gのホゾ（ニ）を支柱・背板のホゾ穴（c）に差し込み、反対側の辺を斜面に布テープで固定する
⑫ ボール台Gにガイド板（H）をボンドで接着する

【使用方法】
ⅰ ボッチャのボールを置く台を、ボール台（G）とボール台用ガイド板（H）を使い、斜面の上端につけることもできる
ⅱ 支柱・側板と底板を三角形の支柱用補強板（I）で留めると強度が増す
ⅲ 斜面の中央をライナー1枚残し加工すれば、折りたたむ構造になる

70　2章　強化段ボールで作るテクノエイド

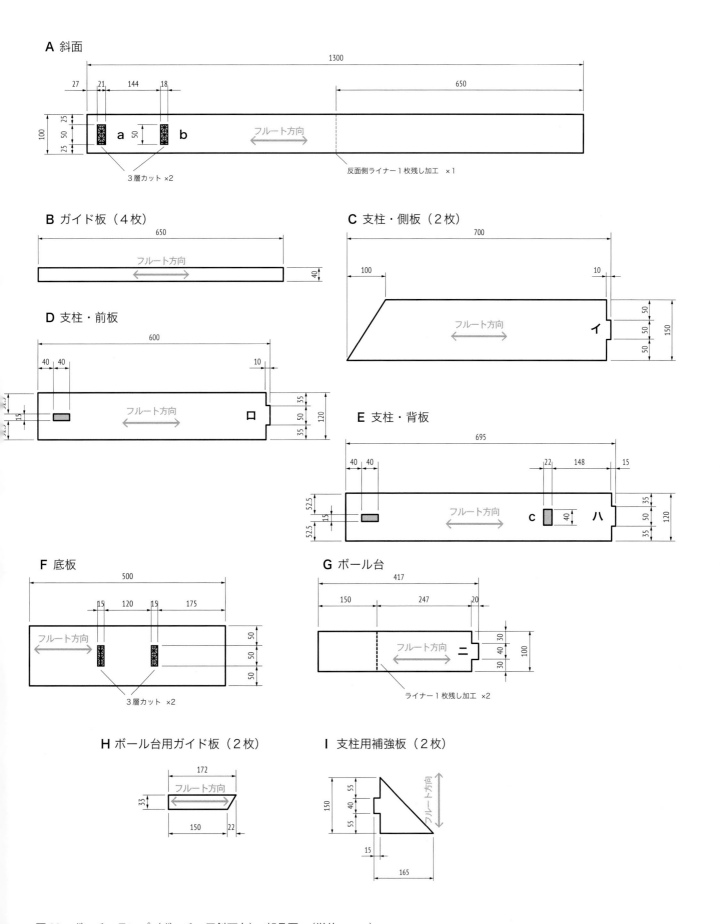

図32 ボッチャランプ（ボッチャ用斜面台） 部品図 （単位：mm）

6. 家具

　強化段ボールは重量物の梱包材として開発された素材ですので、箱状に組むと最大の強度と梱包に適した形状になります。この特性を活かして椅子や机や整理棚など、日常生活だけでなく災害時に避難所などで活用できる家具を製作することができます。通常の段ボールと違い、強化段ボールはホゾ組みや接着によって組み立てると、10年以上も使用できる耐久性があります。ただし椅子の座面や背もたれのように常に体重がかかる部分は次第に撓むので、長期間の使用には向いていません。

　もし壊れたり不要になったときは、木製や金属製の家具のように大型ゴミにはならず、資源ごみとしてリサイクルできることも特長です。使用する人の身体寸法に合わせたり、自宅の壁や窓のサイズに合わせて設計し、特別な工具を使わずにカッターナイフと定規だけで製作できるのも強化段ボールの利点と言えるでしょう。

（1）学習机 ［図33］

　2016年6月の熊本地震で被災した多くの住民が熊本市周辺の仮設住宅で生活していますが、そこで暮らす小学生からの要望でデザインした学習机です。仮設住宅は狭いため一般の学習机は置けず、宿題などをする時に困っていたようです。

　この机は最小限の材料で作りやすくするため、コの字型に折った側板に天板を差し込み、棚板を差し込んで補強したシンプルな構造にしました。

【完成図】

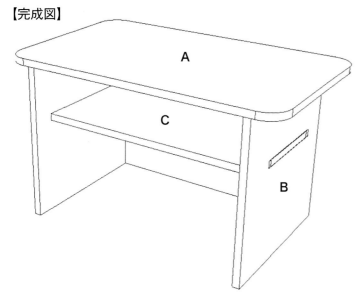
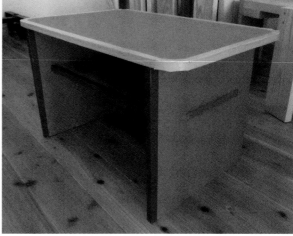

【作り方】
① 天板を切り取り、側板と前板を差し込むホゾ穴を3カ所3層カットで開ける
② 机の脚となる前板と側板を合わせた長方形を切り取る
③ 前板と側板の間の2カ所を20mm幅で2層カットする
④ 前板と側板の上端に天板を固定するホゾ（イ、ロ、ハ）を作り、棚板を差し込むホゾ穴（a、b、c）を開ける
⑤ 棚板を切り取り、3辺（ホ、ヘ、ト）をホゾ加工する
⑥ 前板のホゾ穴に棚板を差し込み、左右の側板を折り曲げて棚板を固定する
⑦ 天板のホゾ穴に合わせて側板と前板のホゾを差し込み固定する
⑧ すべての切断面に布テープを貼って補強する

A 天板

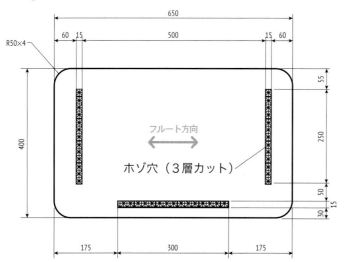

B 側板

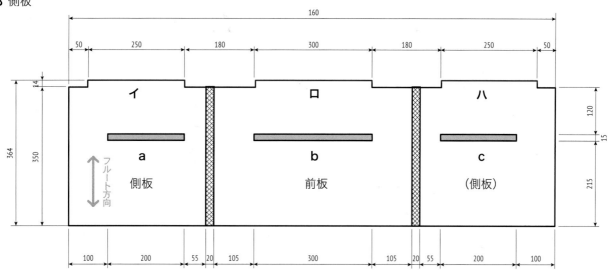

C 棚板

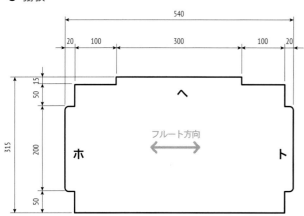

図33　学習机　部品図　（単位：mm）

6. 家具

（2）多目的ボックス［図34］

　強化段ボールの本来の目的は重量物の梱包ですから、箱状に組むことがほとんどです。冒頭（p.8参照）で述べたように1m×1m×1.5mの直方体に組めば3.7tの垂直荷重に耐えます。この強度を最大限に利用して収納だけでなく、テーブルや踏み台など多目的に使える箱（ボックス）は様々な場面で活用できます。

【完成図】

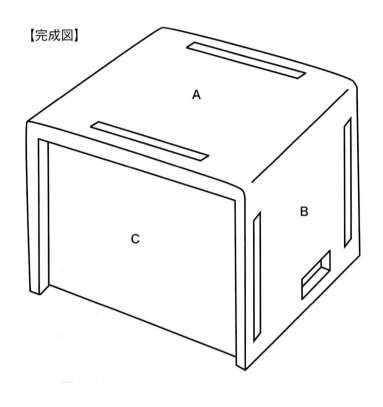

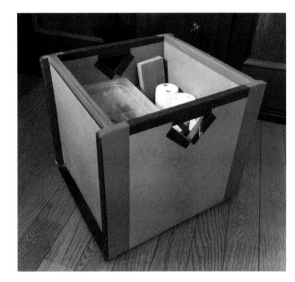

【作り方】
① 底板と側板を合わせた長方形を切り取る
　・長辺方向にフルートが流れるようにレイアウトする
② 底板と側板の間の2カ所を20mm幅で2層カットする
③ 中板を差し込むホゾ穴を6カ所開ける（a～f）
④ 中板2枚に3カ所のホゾ加工をする
⑤ 底板と側板の間の2層カットした線に沿って折れ目をつける
⑥ 底板のホゾ穴に2枚の中板を差し込む
⑦ 左右の側板を折り曲げながら、中板のホゾを差し込んで直角に固定する
⑧ ホゾの固定が甘い時は木工用ボンドで接着する
⑨ 切断面を布テープで補強する

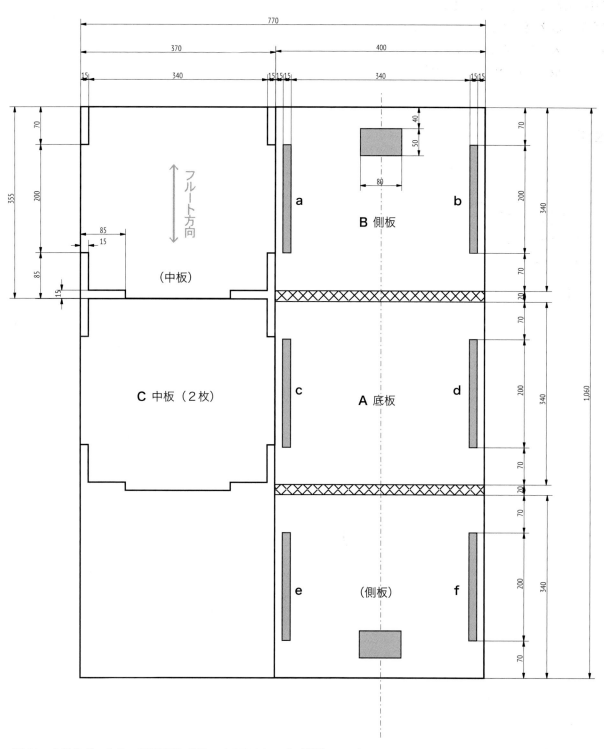

図34　多目的ボックス　部品配置〈例〉　1/7スケール（単位：mm）

6. 家具

（3）整理棚［図35］

　東日本大震災で被災した直後の避難所を訪問すると、多くの住民が段ボール箱に生活用具を入れて整理していました。しかし段ボール箱をしばらく使うと型崩れを起こして交換する必要があるということでした。また仮設住宅でも収納スペースが少ないため、押し入れを整理する棚が欲しいという多くの要望がありました。そこで重量物を入れても型崩れしない整理棚を強化段ボールで製作し、避難所に提供しました。

【完成図】

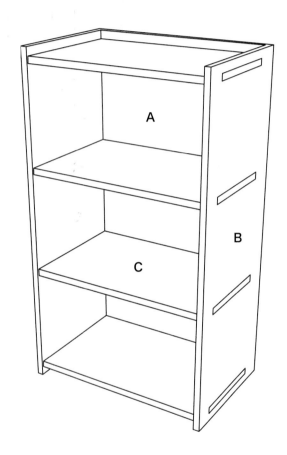
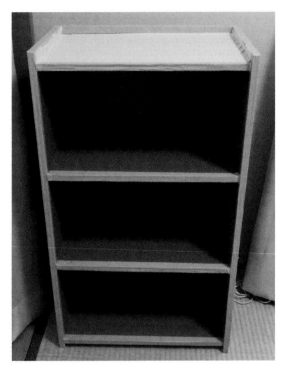

【作り方】
① 裏板と側板を合わせた長方形を切り取る
② 裏板と側板の間の2カ所を25mm幅で2層カットする
③ 裏板と側板に棚板を差し込むホゾ穴を12カ所開ける
④ 棚板を4枚切り取る
⑤ 棚板の3辺（**イ、ロ、ハ**）をホゾ加工する
⑥ 裏板のホゾ穴に4枚の棚板のホゾ（**ロ**）を差し込む
⑦ 裏板と側板の間の2層カットした線に沿って左右の側板を折り曲げて、棚板のホゾを差し込む
⑧ ホゾ加工の精度が悪く棚板が外れやすいときは、木工用ボンドで接着する
⑨ 切断面に布テープを貼って補強する

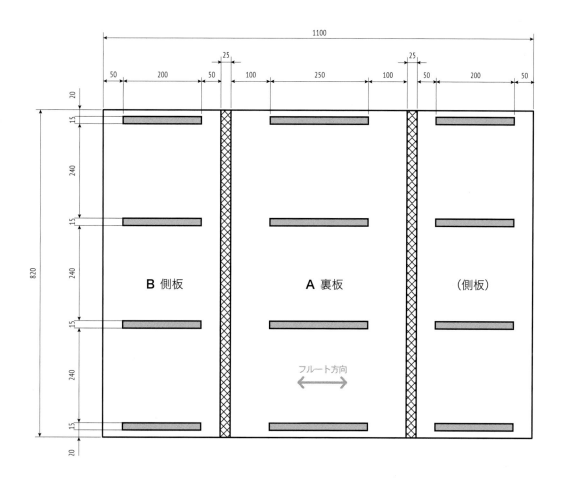

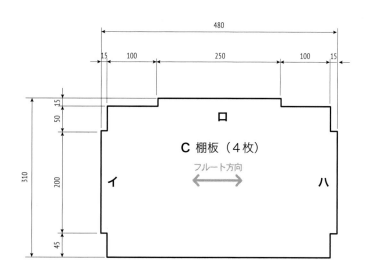

図35 整理棚 部品図 （単位：mm）

（4）オムツ交換台　［図36］

　各所のイベント会場で赤ちゃんのオムツを交換するスペースがなくて困ることがあります。床にマットやシーツを敷いてオムツ交換するのは不衛生で作業に負担がかかります。強化段ボールを使って、オムツ交換がしやすい高さの台を作り、さらに三方が衝立になってプライバシーが保てる交換台を作ることができます。

【完成図】

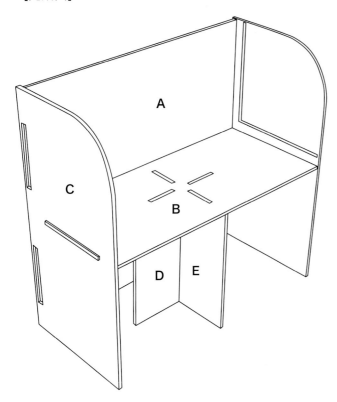
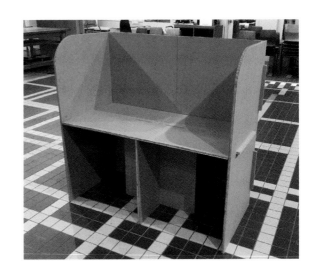

【作り方】
① 裏板は1300mm×1250mmの原板を使い、左右の辺をホゾ加工する
② 天板の長方形を切り取り、3辺をホゾ加工する
③ 天板の中央に補強板（D、E）を差し込むホゾ穴（a、b、c、d）を3層カットで開ける
④ 側板の長方形を2枚切り、裏板と天板を留めるホゾ穴を開ける
　　・天板の高さはオムツ交換のしやすい床から635mmに設定
⑤ 天板の中央を支える補強板D、Eを切り取る
⑥ 補強板D、Eの上端をホゾ加工し、2枚が十字に組めるようにホゾ穴（e、f）を開ける
⑦ 側板のホゾ穴に裏板と天板のホゾを差し込み、固定する
⑧ 補強板2枚を十字に組み、天板中央の3層カットしたホゾ穴に裏側から差し込み固定する
⑨ ホゾの固定が緩いときは木工用ボンドで接着する

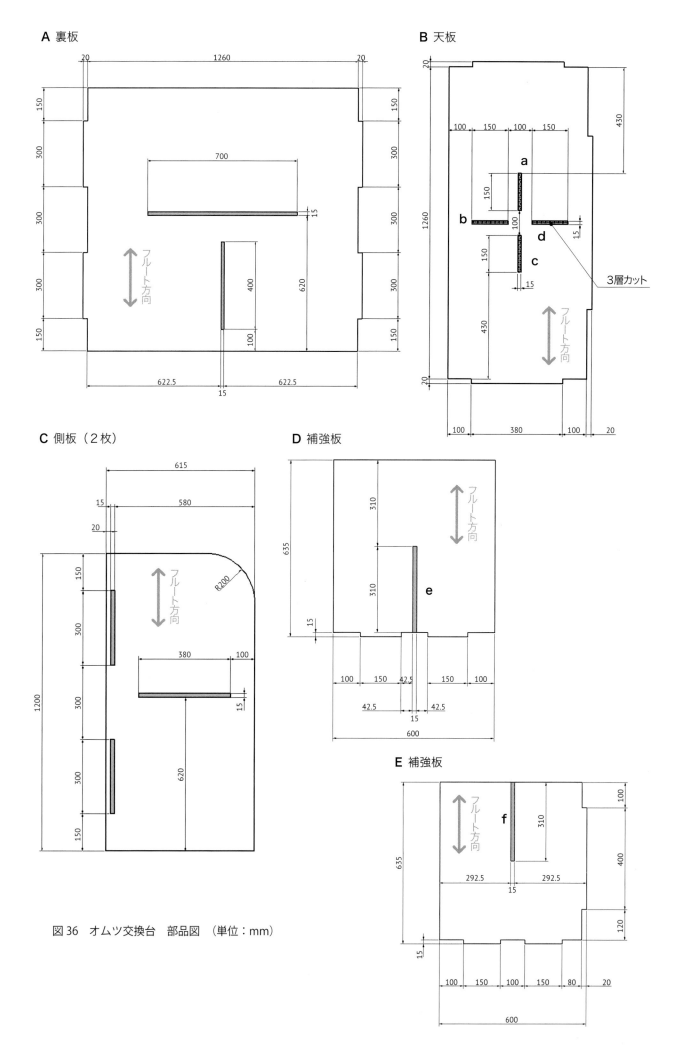

図36 オムツ交換台 部品図 （単位：mm）

6. 家具

(5) ポータブルトイレ［図37］

　東日本大震災の避難所で長期間の生活を余儀なくされた人たちが困ったことの一つにトイレがあります。避難所の多くは地域の小中学校の体育館や廃校になった学校の教室などです。それらの学校のトイレの多くは和式便器で、高齢者や障害者が使うのは困難が伴います。そこで和式便器の上に被せて、洋式便器のように座って使えるように強化段ボールで箱型の便器を考案しました。

　便座は二重になっており、上の便座が汚れた場合は簡単に交換できます。また2枚の便座の間にはポリ袋や使い捨ての尿尿袋を挟んで使えます。

【完成図】

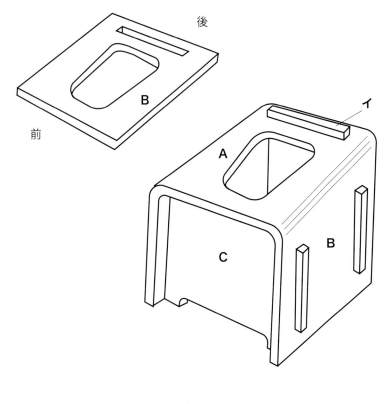

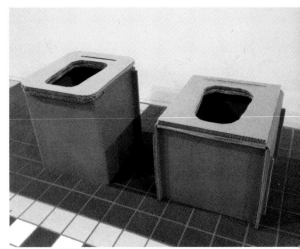

【作り方】
① 便座を支える天板と側板を合わせた長方形を切り取る
② 天板と側板の間の2カ所を20mm幅で2層カットする
③ 前板と裏板を固定するホゾ穴（a～e）と便座穴を開ける
④ 便座となる長方形をカットし、天板に固定するホゾ穴と便座穴を開ける
⑤ 前板と裏板になる長方形を切り取る
⑥ 和式便器の上に載せる場合は、便座の縁に当たらないように前板と裏板の下端を切り取る
⑦ 裏板の上のホゾ（イ）は便座が固定できるように30mmの高さに切る
⑧ 天板のホゾ穴（c）に裏板のホゾ（イ）を差し込む
⑨ 側板を折り曲げながら、前板と裏板のホゾを差し込み固定する
⑩ 天板の後ろに飛び出したホゾに合わせて便座を差し込む

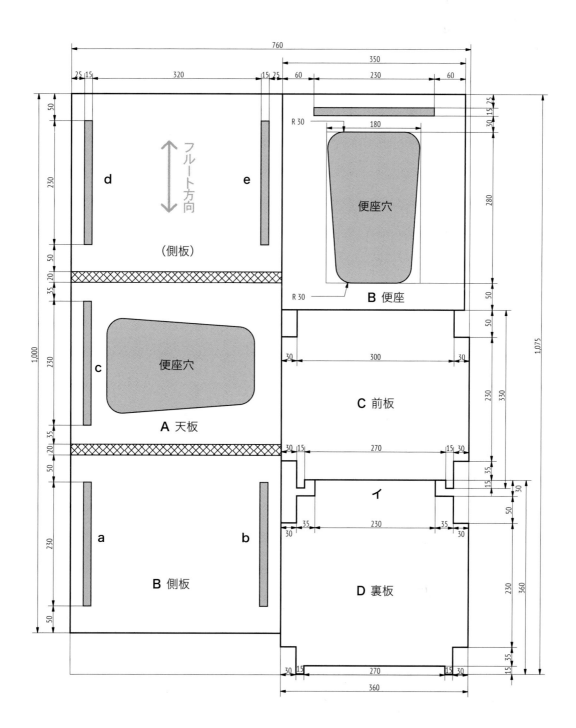

図37 ポータブルトイレ 部品配置〈例〉 1/7スケール（単位：mm）

6. 家具 81

(6) パーティション［図38］

　複数の人が集まる体育館や学校の教室などで着替えや授乳あるいはオムツ交換などをしなければならないときには、簡単なパーティション（衝立）があると簡易的にプライバシーが保たれます。東日本大震災の直後にできた避難所でも段ボール製のパーティションでプライバシーを保護している施設も多く見かけました。強化段ボールは厚みと強度があるため補強せずに、そのままパーティションとして使えます。

【完成図】

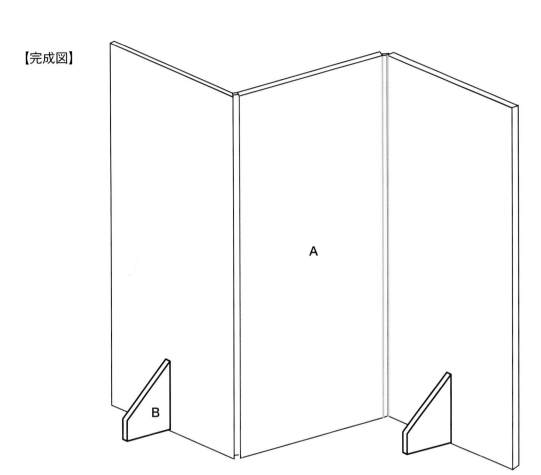

【作り方】
① パネルにする1300×1250mm（2000×1000mm）の原板を必要な枚数準備する
② 床に置く方向を決め、床に接する辺の２カ所に幅15mm、長さ150mmのホゾ穴（a、b）を開ける
③ パネルを垂直に立てるための固定板を切り取る
④ 固定板の上部中心に幅15mm長さ150mmのホゾ穴（c、d）を開ける
⑤ １枚のパネルに２枚の固定板を差し込む
⑥ ２枚以上のパネルを連結する場合は、接する辺を布テープで留める
⑦ 屏風（びょうぶ）のように折り曲げて使うとき、または収納時に折りたたみたいときには、中心線か左右から1/3の線に沿ってライナー１枚残し加工する

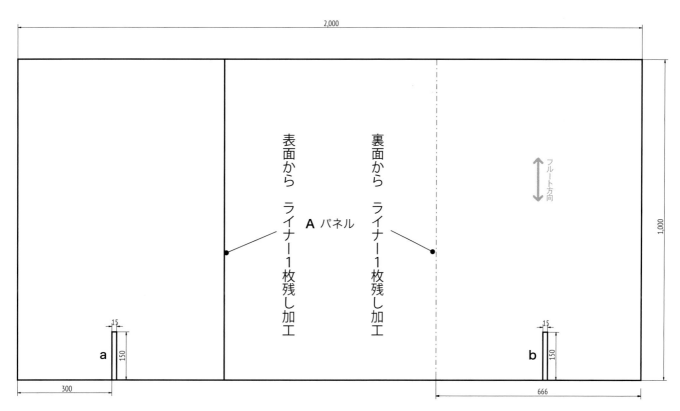
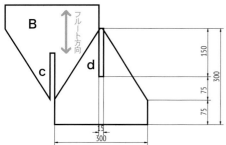

図38　パーティション（衝立）　部品図（単位：mm）

(7) 座卓（だんて）［図 39］

　大規模災害が起きた直後の避難所で、食事や書字などの作業がしやすいように簡易的な座卓（テーブル）を提供するためにデザインしました。効率よく製作できるように600mm×600mmの正方形2枚で天板と脚部をデザインしている。軽量であることと、簡単に組み立てと分解ができ、不要になれば廃棄も容易であることが利点と言えます。

【完成図】

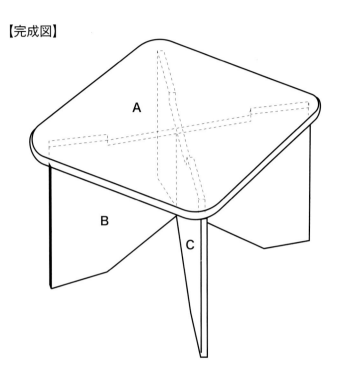
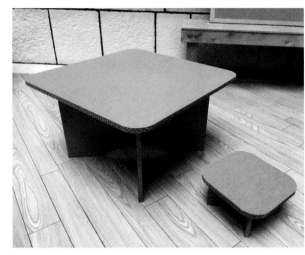

だんて（左）とだんちぇ（右）

【作り方】
① 天板となる600mm×600mmの正方形を切り取る
② 天板の裏側に2層カット（15mm幅）のホゾ穴を4カ所（a、b、c、d）開ける
③ 脚部となる600mm×310mmの長方形2枚（B、C）を切り取る
④ 天板に差し込むホゾ（イ、ロ、ハ、ニ）と、十字形に組むためのホゾ（ホ、ヘ）を加工する
⑤ 2枚の脚を十字形に組む
⑥ 天板の裏のホゾ穴に脚部を差し込む
⑦ 脚部にガタつきが出る場合は、脚部の底に端材からはぎ取ったライナーを貼って調整する
⑧ 天板にはビニールクロスを貼ると耐水性が向上し、掃除が楽になる

A 天板

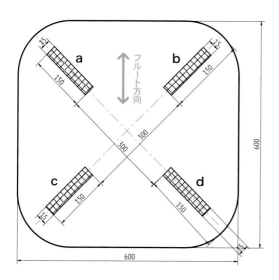

B 脚

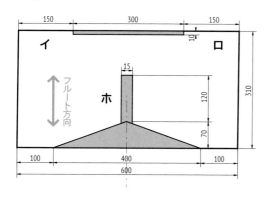

C 脚

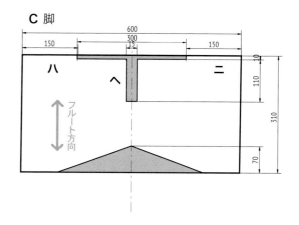

図39 座卓（だんて） 部品図 （単位：mm）

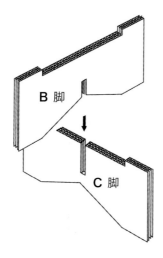

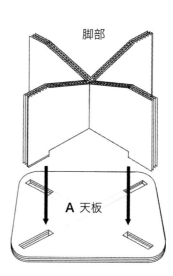

6. 家具　85

(8) 座椅子（だんちぇ）［図40］

　避難所で長期間生活していると床の上に座ることが苦痛になり、膝を痛めている人は起居の動作が困難になります。そこで「だんて」と同じ構造でサイズを250mm×250mm×130mmに縮小、簡易的な座椅子をデザインしました。お尻の下に敷いて座ることで膝への負担を軽減できます。「だんて」と同様に小さなテーブルとしても使えます。

【完成図】

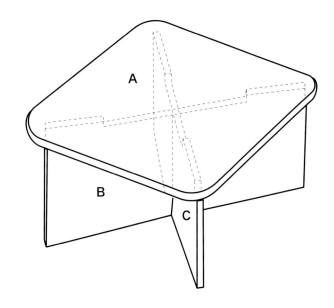
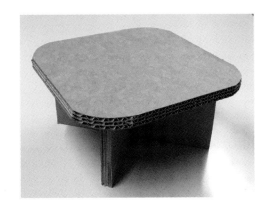

【作り方】
① 天板となる250mm×250mmの正方形を切り取る
② 天板の裏側に2層カット（15mm幅）のホゾ穴を4カ所（a、b、c、d）開ける
③ 脚部となる250mm×125mmの長方形2枚（B、C）を切り取る
④ 天板に差し込むホゾ（イ、ロ、ハ、ニ）と、十字形に組むためのホゾ（ホ、ヘ）を加工する
⑤ 2枚の脚部を十字形に組む
⑥ 天板の裏のホゾ穴に脚部を差し込む
⑦ 脚部にガタつきが出る場合は、脚部の底に端材からはぎ取ったライナーを貼って調整する

A 天板

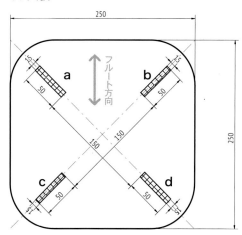

B 脚

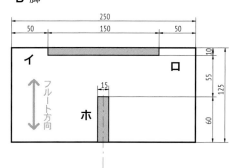

C 脚

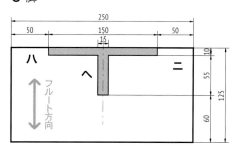

図40 座椅子（だんちぇ）部品図（単位：mm）

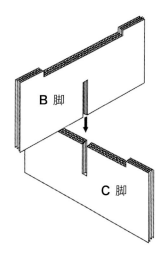

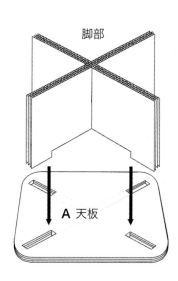

6. 家具 87

3章

社会的活動での活用

1. 被災地支援

(1) 東日本大震災

　2011年3月11日に発生した東日本大震災による福島第1原発の事故で、双葉町の千人を超える住民と役場が、加須市の旧騎西高校に避難してきました。教室や体育館に畳が敷き詰められ、プライバシーの全くない環境で大勢の方が寝食をともにしている様子を見て、思いついたのが食事をするときの座卓でした。

　筆者は1990年から3層強化段ボールを使った椅子や遊具をデザインし、障害のある多くの子どもたちに提供してきたので、その技術が活かされると考えました。

　そこで使いやすいサイズ（600mm×600mm）の天板と高さ315mmの座卓をデザインし「だんて」と名付けて、放課後に学生たちと製作しました。次第に協力してくれる学生が増え、ボランティアサークルに属している他学科の学生や近隣の他大学の学生も「だんて」の製作に協力してくれました（図1）。100台くらいできたところで、加須市の避難所に搬入しました。1週間後に避難所を訪ねると、寄贈した「だんて」はすべて活用されていることがわかり、「だんて」の周りに集まってお茶を飲んでいたり、幼児が絵を描いていることが確認できました（図2）。

　この避難所にはその後も何度か訪問して住民のみなさんの要望を伺うと、畳の上で長期間生活しているので足が痛くなり、立ち上がるのも大変だという話からヒントを得て、強化段ボールで簡単な座椅子をデザインしました。「だんちぇ」と名付けた椅子の構造は「だんて」と同じで、座面が250mm×250mmで高さを130mmにしました。この上にお尻を乗せて座ってもいいし、小さなテーブルとして使っても構いません。

　強化段ボールを学生たちとカッターナイフで切り出して製作するのは限界があるため、1990年から強化段ボールを使って座れないお子さん用の椅子を筆者と共同で開発してきた滋賀県のアサヒテックコーポレーションに「だんて」と「だんちぇ」の製作を依頼したところ、同社の社会貢献として各200台を無償で寄贈してくださることになりました。

　それらの「だんて」と「だんちぇ」は加須市の避難所だけでなく、福島県いわき市、岩手県大船渡市と陸前高田市に訪問した時にも寄贈することができました（図3）。いわき市では市内の病院の作業療法士が中心となって、この「だんて」を製作するワークショップを開催し、天板には大学生が様々な絵を描いて避難所での生活を少しでも楽しく過ごせるような活動をしていました。

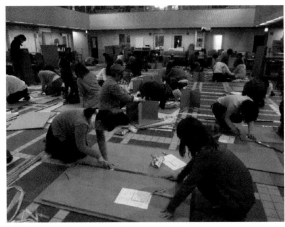

図1　工房で「だんて」の制作

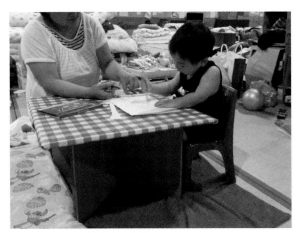

図2　避難所での「だんて」使用状況

2012年から14年まで岩手県の大船渡市と陸前高田市にある避難所、仮設住宅、福祉施設を学生たちと何度か訪問し、強化段ボールを使って避難生活で必要となっている棚、下駄箱、テーブル、椅子など、住民と一緒に製作するワークショップを開催しました（図4）。この時は地元の福祉施設や役場の職員も一緒になって、強化段ボールを切り出したら組み立てるという作業をしました。高齢者の施設では、理学療法士（PT）の指導で入所者1人ひとりの体型に合った椅子を製作しました。

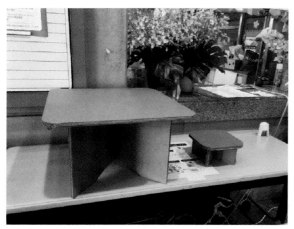
図3　「だんて」と「だんちぇ」

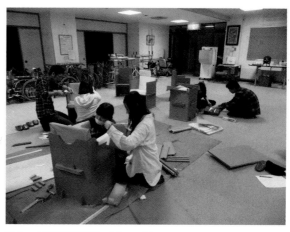
図4　大船渡市でのワークショップ

（2）熊本地震

　2016年4月の熊本地震では、益城町を中心に大きな被害があり、多数の住宅が倒壊したので現在も多くの住民が避難生活を送っています。東日本大震災の避難所で好評だった「だんて」と「だんちぇ」の製作を再度アサヒテックコーポレーションに依頼すると、今回も社会貢献として無償で100台を作っていただけることになりました。6月21日に地元の熊本と福岡の専門学校教員に手伝ってもらい、被害の大きかった御船町の避難所に「だんて」「だんちぇ」を寄贈しました。その後、住民から追加の要望が多かったのでメーカーに「だんて」200台の増産を依頼し、同避難所に送りました。

　9月6日には筆者が会長を務めている日本リハビリテーション工学協会の災害対策委員会のメンバーが日本財団から助成金をいただき、西原村の避難所において強化段ボールで棚を作るワークショップを実施しました。この時は熊本学園大学と熊本総合医療リハビリテーション学院の教員および学生で合計10台の棚を製作して寄贈してきました（図5）。11月22日も同協会の主催で、益城町の木山仮設団地とテクノ仮設団地において住民のニーズを伺いながら、座卓、幼児用椅子、棚、学習机などを強化段

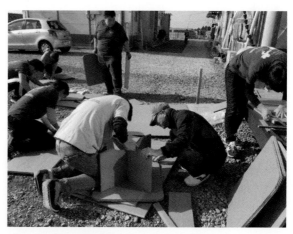
図5　木山団地で棚を製作

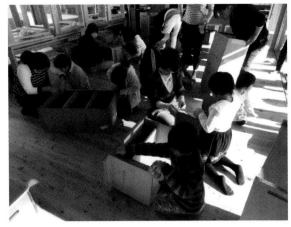
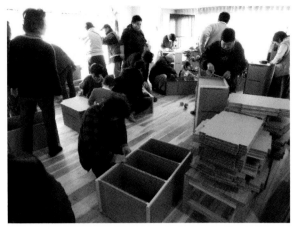

図6　仮設団地で棚と机を製作　　　　　　　図7　仮設団地でのワークショップ

ボールで製作しました。この時も地元の大学の教員と学生ボランティアの協力があったので、短時間で住民のニーズにあった家具を提供することができました。

　2017年3月2日と3日には木山団地とテクノ団地を再度訪問し、住民のアンケートで要望の高かった整理棚と子どもの学習机を強化段ボールで作るワークショップを開催しました。この時は、埼玉県のモスト技研に筆者が設計した棚と机の図面を渡し、コンピュータ制御のカッティングマシーンで棚の部品60セット、机の部品50セットをカットしてもらいました。これらの部品は前回も協力いただいた熊本総合医療リハビリテーション学院に送付し、ワークショップ当日になって学校の教員が仮設団地の集会所に運び込んでくださいました。

　集会所では団地の住民の皆さんが大勢参加され、カットした強化段ボールの部品を組み立て、カラー布テープで好きな色に仕上げて住宅に持ち帰られました（図6）。小学生から90歳の女性までボランティアに手伝ってもらいながら棚と机を完成させた時は皆さん満面の笑顔で、ワークショップを心から楽しんでいました（図7）。

　以上のように2011年から強化段ボールを使って地震による被災地の支援活動を続けてきましたが、シンプルで実用的な家具をデザインし、学生や各地の企業と福祉施設の関係者に協力してもらった結果、多くの被災者に強化段ボールの家具を提供し、喜んでいただくことができました。

2. タイでの拡がり

（1）アジア姿勢保持プロジェクトについて

　アジア姿勢保持プロジェクト（ＡＳＡＰ）は日本車椅子シーティング協会（ＪＡＷＳ）国際委員会の山崎雅幸氏を中心としたエンジニアとセラピストからなるシーティングの専門家グループからなり、2011年８月にタイのバンコクでタイ障害児財団ＦＣＤに調査と日本の障害児用バギーを寄贈したことに始まります。2013年にもＦＣＤと個人にバギーを寄贈、2014年と15年にはバンコク郊外にある児童福祉施設バーン・ファンファー（Ban Fuengfah）において、施設の職員と入所児童を対象としたシーティングに関するワークショップを３回開催しました。

　この施設には日本から海外青年協力隊が常時派遣されている関係で緊密な繋がりができ、現在もＡＳＡＰの活動拠点となっています。施設には500名の児童が入所していますが、200名近くいる重症心身障害児のほとんどが臥位のまま生活し、食事や排泄をしています。この状況を打開し、重度障害児が座位で生活し活動できることを施設職員に理解し実践できるワークショップを企画し、実施しました。筆者らは2016年９月27日と28日に、タイのバンコク近郊にある重度心身障害児施設とシリントン国立リハビリテーションセンターにおいて、日本車椅子シーティング協会の技術者と長崎や山梨から集った医師、ＰＴなどのメンバーと共に、現地のＰＴ・作業療法士（ＯＴ）を対象としたシーティングの講習会と重度障害児を対象として座位保持装置と歩行器を製作・適合させるワークショップに参加しました。

　ＡＳＡＰの短期的な目標は、バーン・ファンファーの寝たきりの重度障害児を１人ずつ座らせていくことによって、施設のスタッフが座位や立位に対する意義や効果を理解し、ケアに取り入れていくことです。中期目標としてシーティングに関するワークショップを通してタイ人の専門家が育ち、現地に座位保持装置や車椅子を製作する拠点ができ、データベースやマニュアルが整備されることをあげています。さらにタイの国情に合った姿勢保持製品を開発し、それらの給付制度が策定され、これらの姿勢保持の理念と技術がASEAN諸国にも広がることを長期目標としています。

（2）セミナーの内容

　2016年９月27日にバーン・ファンファーで開催されたＡＳＡＰ主催の「寝たきりゼロのためのタイ日姿勢保持セミナー　GET UP FOR LIFE！ ２」が開催されました。参加者は同施設およびバンコク近郊の障害児施設のＰＴおよびＯＴ約50名です。まず長崎大学の整形外科医である松林昌平氏が「二次障害：原因とその予防」、長崎県島原病院のＰＴ浦川純二氏が「座ることとリハビリテーション」、シーズの山崎雅幸氏が「座れない子が座るには」というテーマで講演しました。すべてタイ語の通訳がついています。昼食後はバーン・ファンファーの職員３名による発表があり、施設内で姿勢保持を実践した症例が報告されました。筆者も「強化段ボールを使った姿勢保持の製作と可能性」について講演しました。

　昨年のＡＳＡＰにおいて筆者が開発した強化段ボール製座位保持装置ｉトライチェアとｉトライホースを当施設に提供し、何名かの入所児に使用したところ、若干の調整だけで適切な座位が取れたため、施設のセラピストが自分たちでも強化段ボールを

使って姿勢保持具を作りたいという要望があったので、参加者全員が熱心に聴講していました。

最後に自力で座位保持ができない入所児童をモデルとしたミニクリニックを実施しました。まずＡＳＡＰの医師とＰＴが運動能力や関節可動域等を評価し、エンジニアが身体計測後に強化段ボールとウレタンフォームを加工して対象児の座位保持装置を製作しました（図9）。強化段ボールはトライウォール・タイランド社から購入でき、こちらが提示した図面通りに部品を無償でプレカットしてくれたので、作業が効率よく進みました。今後も同社と協力関係が継続できそうです。

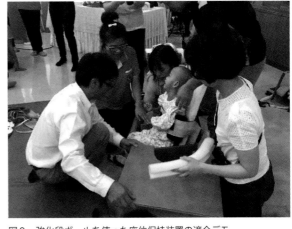

図9　強化段ボールを使った座位保持装置の適合デモ

9月28日はシリントン国立リハビリテーションセンターを訪問し、担当のＰＴから福祉用具の展示設備や義肢装具の製作工房を案内していただきました。また同センターから結合双生児に対して歩行器を製作してほしいという依頼を受け、日本から持参したきさく工房製のプロスターをセンターの工房で改造し、適合した結果、自力で歩行器による歩行が可能になりました。その様子はタイのテレビ局が取材し、後日放映されました。午後は国立マヒドン大学の理学療法学部の教授と研究発表会および意見交換会を実施しました。

9月29日は、地方のキリスト教系の療育施設を訪問し、ソーシャルワーカーから施設を案内していただきました。全体的にとても清潔感があり、日本の施設と変わらない雰囲気がありました。特徴的だったのは屋外の活動空間が広く、屋根のあるオープンな体育館と公園が一緒になったような遊ぶ空間がありました。そのあと訪問リハビリスタッフと訪問リハビリを行っている小児のご自宅へ同行し、日本から持参した車椅子やバギーの適合と、前もってニーズと採寸していた方の段ボール椅子の仮合わせをしました。

高温多湿なタイの気候で活用できるか不安な面もありましたが、日常的に活用されており、座位が安定し車椅子にも座れるようになったとのことです。タイキリスト教障害児財団（ＣＣＤ）の会報誌に、訪問リハビリスタッフの活動とともに掲載されていました（図10）。

今後の予定として2018年の5月と9月に、強化段ボールを使った座位保持装置をタイ国内のＰＴが製作できるように研修会を開催する計画を進めています。このようなシーティング技術の技術移転を継続的に実施するためには、助成財団の資金的なバックアップや福祉用具業界から車椅子などの提供が必要です。関連団体からの支援と協力を期待したいと思います。

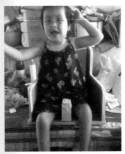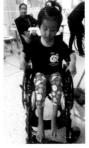

図10　ＣＣＤ会報（タイ語版もある）
出所：http://www.ccdthailand.org/flipbook1stEngJune2017/?page=2

おわりに

　強化段ボールを使って障害のあるお子さんに合わせた椅子を作り始めてから30年近くが経ちます。その間に、親や施設職員の注文に応じて多くの姿勢保持具や遊具を製作してきました。また全国各地からの依頼で、強化段ボールを使いテクノエイドを製作するワークショップを開き、製作技術を伝達してきました。正確には数えていませんが、鹿児島から北海道まで毎年開催した強化段ボールの講習会やワークショップは200回を超えていると思われます。大学や専門学校の授業でも教材として強化段ボールを使って、グループで椅子や遊具を作る授業を20年以上続けてきました。

　そのような活動を通して全国の障害児施設や特別支援学校で強化段ボールを使って、1人ひとりのお子さんに必要な姿勢保持具や教具を製作するスタッフも増えてきたことは嬉しいことです。中には達人級の腕前を持つ人もいて、アイデアを凝らした実用的なテクノエイドを作っておられます。

　木や金属パイプで椅子を作るには電動の工具や専門的な技術が必要ですが、強化段ボールは基本的に定規と鉛筆とカッターナイフがあれば製作できるので、工作が苦手な人や女性あるいは10歳以上の子どもでも実用的な椅子や家具を作ることができます。

　本書で紹介した強化段ボールで作るテクノエイドは、これまで私たちが実際に製作し、様々な方に使っていただいたものです。図面通りにカッターナイフで切り、折り曲げ加工をして組み立てれば、すぐに使って試せるものばかりです。ただし、対象となるお子さんや使われるユーザーの身体寸法に合わない場合がありますので、実際に使われる方の身体寸法を測ってから図面の数値を変えて作られるとよいでしょう。またカッターナイフで図面通りに正確に切り出すことは難しいので、ホゾ組みが抜けやすいこと、ガタつきが出やすいこともあります。そのような場合は接合面を木工用ボンドと布テープを使ってしっかりと接着するとよいでしょう。

　強化段ボールの表面は耐水性がありますが、濡れるとシミが残ります。そこで表面にビニールクロスや裏面が粘着シートになっている壁紙などを貼ることをお勧めします。布テープで切断面をマスキングすると耐久性が増し、カラーテープを使うと明るい雰囲気に仕上がります。あとは製作される方の好みやセンスでデザインしてください。作り方のコツを覚えれば短時間で自分の作りたいものができるようになるでしょう。

　本書は全体の構成と文章を繁成が担当し、2章の完成図と図面を中村が担当しましたが、2章5節の遊具の完成図と図面はモスト技研株式会社の森真樹氏に描いていただきました。また本書の出版は、東洋大学ライフデザイン学部の出版助成をいただくことによって実現いたしました。この場をお借りして感謝申し上げます。

　本書を参考に強化段ボールを使って世界に一つしかないユニークなテクノエイドを作り、多くのユーザーに活用してもらえるようになれば望外の幸せです。

2018年3月

繁成　剛・中村詩子

著者プロフィール

繁成 剛（しげなり・たけし）

1954年生まれ。1979年九州芸術工科大学（現・九州大学）大学院生活環境専攻修了、北九州市立総合療育センターにリハビリ工学技士として勤務。主に障害児の療育に必要な姿勢保持具、移動補助具、自助具および遊具などをデザインし、リハビリ工房で製作も行う。1995年スウェーデンのIKEA賞、99年北九州市テクノエイドセンター勤務。2001年に近畿福祉大学福祉産業学科教授を経て、2007年より東洋大学ライフデザイン学部人間環境デザイン学科教授、2006年医療情報学博士（川崎医療福祉大学）取得。2011年日本義肢装具学会飯田賞受賞。
著書に『障害児のためのテクノエイド』（共著、ぶどう社、1988年）、「小児から高齢者までの姿勢保持―工学的視点を臨床に活かす―」（日本リハビリテーション工学協会SIG姿勢保持編集、共著、医学書院、2007年）。主要論文に「小児用車椅子の概要と適合のポイント」POアカデミージャーナル、2014年、「福祉用具のデザイン総論」日本義肢装具学会誌、2016年。

中村詩子（なかむら・うたこ）

1975年生まれ。1994年九州芸術工科大学（現・九州大学）芸術工学部工業設計学科入学、シドニー工科大学インダストリアルデザイン学科へ1年間交換留学、1999年卒業。北九州市立総合療育センターにリハビリ工学技士として入職。障害児・者の姿勢保持、歩行器や遊具の個別相談、研究開発を担当。それらの開発において福祉機器コンテストや福岡産業デザイン賞などで多数受賞。北欧・ドイツの福祉機器の開発現場への3カ月間の海外研修。現在、地域支援室に所属し、医療的ケア児の入浴補助具開発に取り組む。
著書に『小児から高齢者までの姿勢保持―工学的視点を臨床に活かす―』（日本リハビリテーション工学協会SIG姿勢保持編集、医学書院、2007年）、『イラストでわかるスペシャルシーティング―姿勢評価アプローチ―』（ジーン・アン ゾラーズ著／上杉雅之翻訳、医歯薬出版、2012年）、『理系生活―先輩理系人からのキャリアアドバイス―』（日本セラミックス協会編、学事出版、2015年）、いずれも共著（分担執筆）。

強化段ボールで作るテクノエイド

2018年3月30日初版第1刷発行

著　者　繁成 剛／中村詩子
発行所　株式会社はる書房
　　　　〒101-0051　東京都千代田区神田神保町1-44 駿河台ビル
　　　　Tel.03-3293-8549/Fax.03-3293-8558
　　　　振替　00110-6-33327
　　　　http://www.harushobo.jp/

落丁・乱丁本はお取り替えいたします　　印刷　中央精版印刷／組版　有限会社シナプス
©Takeshi Shigenari and Utako Nakamura, Printed in Japan, 2018
ISBN978-4-89984-170-8